Ratgeber Verbitterung

Ratgeber zur Reihe Fortschritte der Psychotherapie
Band 45

Ratgeber Verbitterung

Christopher Arnold B.Sc. Psych., Prof. Dr. med. Michael Linden

Christopher Arnold
Michael Linden

Ratgeber Verbitterung

Informationen zum Umgang mit Verletzungen durch Ungerechtigkeit, Kränkung, Herabwürdigung und Vertrauensbruch

hogrefe

Christopher Arnold B.Sc. Psych., geb. 1999. Wissenschaftlicher Mitarbeiter in der Forschungsgruppe Psychosomatische Rehabilitation an der Charité Universitätsmedizin Berlin und im Rehabilitationszentrum Seehof der Deutschen Rentenversicherung in Teltow / Berlin.

Prof. Dr. med., Dipl.-Psych. Michael Linden, geb. 1948. Leiter der Forschungsgruppe Psychosomatische Rehabilitation an der Medizinischen Klinik mit Schwerpunkt Psychosomatik der Charité Universitätsmedizin Berlin; Ärztlicher Leiter am Institut für Verhaltenstherapie Berlin.

Bibliografische Information der Deutschen Nationalbibliothek
Die Deutsche Nationalbibliothek verzeichnet diese Publikation in der Deutschen Nationalbibliografie; detaillierte bibliografische Daten sind im Internet über http://dnb.dnb.de abrufbar.

Hogrefe Verlag GmbH & Co. KG
Merkelstraße 3
37085 Göttingen
Deutschland
Tel. +49 551 999 50 0
Fax +49 551 999 50 111
info@hogrefe.de
www.hogrefe.de

Umschlagabbildung: © iStock.com by Getty Images / Kolbz
Satz: Sabine Rosenfeldt, Hogrefe Verlag GmbH & Co. KG Göttingen
Druck: mediaprint solutions GmbH, Paderborn
Printed in Germany
Auf säurefreiem Papier gedruckt

1. Auflage 2021

(E-Book-ISBN [PDF] 978-3-8409-3116-1; E-Book-ISBN [EPUB] 978-3-8444-3116-2)
ISBN 978-3-8017-3116-8
https://doi.org/10.1026/03116-000

Inhalt

Vorwort

Dieser Ratgeber will Ihnen einen einfachen und gleichzeitig professionellen Einstieg in das Thema *Verbitterung* geben. Verbitterung kennt jeder Mensch, viele Menschen haben dieses Gefühl genauso wie Zufriedenheit und Freude schon erlebt. Der Ratgeber beschreibt, wie sich Verbitterung anfühlt, wie Menschen in einen Zustand der Verbitterung kommen, welche Konsequenzen anhaltende Verbitterung hat, welche Gegenmaßnahmen ergriffen werden können und ab wann Verbitterung krankhafte Züge annimmt, sodass professionelle Hilfe in Anspruch genommen werden sollte.

Verbitterung ist eine Reaktion auf Ungerechtigkeit, Kränkung, Herabwürdigung und Vertrauensbruch. Seit der Antike hat diese Emotion immer wieder Aufmerksamkeit gefunden. Auch in der Literatur sind vielfach Menschen und Situationen beschrieben worden, die unter Verbitterung litten und aus diesem Gefühl heraus handelten. Ein Beispiel ist „Michael Kohlhaas", den Heinrich von Kleist im Jahr 1810 mit einer Novelle verewigt hat. Die Novelle basiert auf einer wahren Begebenheit. Hans Kohlhase war ein Kaufmann, dem von einem Junker zwei Pferde gestohlen wurden. Vor Gericht fand er keine Gerechtigkeit, weshalb seine Frau die Angelegenheit vor den Kurfürsten bringen wollte. Statt Gehör zu finden, wurde sie verprügelt, woran sie verstarb. Daraufhin rüstete Kohlhase eine kleine Armee aus und unternahm einen blutigen Feldzug nach der Devise: „Es soll Gerechtigkeit geschehen, und gehe auch die Welt daran zugrunde!" Er überfiel schließlich auch einen Münztransport des Kurfürsten und versenkte die Beute aus Rache in der Havel, statt neue Pferde zu kaufen. Schlussendlich wurde er festgenommen und in Berlin gerädert. Die Geschichte von Kohlhase zeigt, was zu Verbitterung führt und wie schlimm die Folgen werden können.

Verbitterung ist daher nicht nur ein Thema in der Belletristik, sondern eine Emotion, die auch in der Psychiatrie, Psychosomatik und Psychotherapie von Bedeutung ist.

Nach unser Erfahrung ist es für viele Betroffene und auch Angehörige bereits hilfreich zu wissen, dass sie nicht die Einzigen sind, die unter dem Gefühl der Verbitterung leiden, und dass der Zustand der Verbitterung, in dem sie sich befinden, durchaus nachvollziehbar ist. Vielen Menschen haben die in diesem Buch beschriebenen Anregungen dabei geholfen, einen Weg aus ihrer schwierigen Situation und ihren Problemen zu finden.

Oft leiden auch Angehörige und Freunde[1] unter der Verbitterung eines geliebten Menschen. Der Ratgeber will auch ihnen Informationen dazu liefern, wie sie sich am besten verhalten können, um Betroffene darin zu unterstützen, nicht länger im Zustand der Verbitterung zu verharren (vgl. Kapitel 7).

Wir würden uns freuen, wenn der vorliegende Ratgeber Ihnen von Nutzen wäre.

Berlin, Januar 2021 *C. Arnold* und *M. Linden*

---

1 Für eine bessere Lesbarkeit wurde der Ratgeber in der männlichen Form verfasst, auch wenn damit natürlich immer alle Geschlechter gemeint sind.

1 „Verbitterung“ – Was ist das?

Es gibt wahrscheinlich keinen Menschen, dem man erklären müsste, was eine Kränkung und was Verbitterung ist. Verbitterung ist ein Gefühl, genauso wie Angst. So, wie sich wohl die meisten Menschen an ängstigende Situationen erinnern können, sind vielen Menschen auch Situationen präsent, in denen sie Verbitterungsgefühle hatten. Jeder kann auch sofort erkennen, wenn eine andere Person verbittert ist. Verbitterung ist also ein ganz normales und übliches Gefühl.

Verbitterung und Angst haben gemeinsam, dass es sich um *reaktive* Emotionen handelt. Diese Gefühle werden ausgelöst, wenn etwas Besonderes vorgefallen ist. Bei Angst ist es eine Bedrohungssituation, bei Verbitterung sind es *soziale Stressoren* im Sinne von Ungerechtigkeitserleben, Kränkung, Herabwürdigung und Vertrauensbruch.

1.1 Wie äußert sich Verbitterung?

Die psychologische Forschung hat gezeigt, dass es nur wenige Grundemotionen gibt, aus denen sich dann aber viele andere Emotionszustände zusammensetzen lassen. Das ist ähnlich wie mit Farben. Auch dort gibt es nur wenige Grundfarben, aber unendlich viele Farbnuancen. In diesem Sinne ist Verbitterung eine Emotion, in der viele Emotionsqualitäten zusammenfließen.

Beispiel

Stellen wir uns vor, dass Herr M. mit dem Bus zu einem Vorstellungsgespräch fahren will. Er kommt an die Haltestelle und sieht, dass der Bus gerade abgefahren ist. Er ist enttäuscht und frustriert. Wenn Herr M. aber selbst pünktlich ist und der Bus einfach eine Minute zu früh abgefahren ist, d.h., Herr M. hätte den Bus eigentlich noch erreichen müssen, dann kommt Ärger bei Herrn M. auf, weil der Busfahrer schuld ist. Wenn Herr M. auf die Bushaltestelle zuläuft, während der Bus noch dort steht und der Fahrer dann losfährt, obwohl er Herrn M. kommen sieht, dann führt dies bei Herrn M. zu Zorn. Wenn er könnte, würde er den Busfahrer gerne bestrafen. Wenn der Busfahrer Herrn M. dann beim Losfahren auch noch den Mittelfinger zeigt, dann fühlt sich dieser angegriffen, beleidigt und herabgewürdigt. Es entsteht Groll, und Herr M. möchte am liebsten zurückschlagen. Er könnte einen Stein nehmen und dem Bus hinterherwerfen, auch wenn das nicht unbedingt eine sinnvolle Handlung wäre. Wenn das nun der letzte Bus war und es keine weitere Möglichkeit mehr gibt, noch loszukommen, dann kommen bei Herrn M. Hilflosigkeit und Verzweiflung auf. Wenn das alles nun letztlich ohne Bedeutung ist und es keinen wesentlichen Unterschied macht, ob er noch mit dem Bus wegkommt oder nicht, werden diese Gefühle noch eine kurze Zeit in Herrn M. brodeln und dann wird das Ganze wieder abklingen und er wird sich möglicherweise einige Zeit später gar nicht mehr an den Vorfall erinnern. Wenn es für Herrn M. aber um etwas Wichtiges geht, dann sieht die Sache ganz anders aus. Man stelle sich vor, das war der Bus, den Herr M. hätte nehmen müssen, um rechtzeitig zu seinem Vorstellungsgespräch zu kommen, das er nun aber versäumt, womit die Chance vertan ist, eine tolle Stelle zu bekommen. In diesem Fall wird diese Mischung aus Frustration, Ärger, Zorn, Wut, Groll und Verzweiflung nicht mehr so leicht abklingen.

Wie das Beispiel zeigt, kann Verbitterung als Endstadium einer Folge von aufeinander aufbauenden und miteinander verflochtenen Emotionen verstanden werden (vgl. Kasten).

Die Leiter zur Verbitterung

- Etwas geht schief (Beispiel: Man verpasst den Bus)
  → Frustration
- Es hätte nicht sein müssen (Beispiel: Man hat getrödelt)
  → Ärger und Selbstvorwürfe
- Eine andere Person hätte anders handeln können (Beispiel: Der Fahrer hätte warten können)
  → Zorn
- Eine andere Person hat absichtlich so gehandelt, man wird verhöhnt oder beleidigt (Beispiel: Der Fahrer lacht höhnisch)
  → Groll und Aggression

- Es gibt keine Alternative mehr (Beispiel: Es gibt keine andere Busverbindung)
  → Hilflosigkeit und Hoffnungslosigkeit
- Es ist sehr wichtig (Beispiel: Man kommt zum Vorstellungsgespräch zu spät)
  → Verzweiflung

= Verbitterung

Auch Selbstvorwürfe spielen in diesem Prozess eine große Rolle und sind schmerzlich. Das Beispiel könnte man also folgendermaßen weiterentwickeln:

Beispiel (Forts.):

Herr M. hätte sehr viel früher losgehen müssen. Unter Umständen hätte er versuchen können, einen Bus früher zu bekommen. Der Busfahrer ist schuld, Herr M. selbst ist auch schuld. Herr M. ist zornig auf sich, auf andere, auf die Welt. Er erlebt sich als Opfer von Unfairness und Herabwürdigung. Dies sind nagende Gefühle. Der Busfahrer hat ihm Unrecht getan, und in der Fantasie könnten bei Herrn M. Gedanken hochkommen, wie er sich am Busfahrer oder an der Busgesellschaft rächen könnte, beispielsweise indem er die Scheibe am Wartehäuschen einschlägt.

Das Gefühl von Rache ist nicht mehr mit dem rationalen Versuch verknüpft, ein Problem zu lösen oder etwas Negatives ungeschehen zu machen. Es geht nur noch um ein „Wie du mir, so ich dir“. Gerechtigkeit soll durch eine ausgleichende Ungerechtigkeit wiederhergestellt werden. Rache kann sich gegen den ursprünglichen Übeltäter richten, aber auch gegen alles, was mit ihm verbunden ist, und manchmal sogar gegen völlig Unbeteiligte. Man selbst hat Böses erlitten und deswegen den dringenden Wunsch, um sich zu schlagen und der Welt auch etwas Böses anzutun. Spätestens jetzt wird Verbitterung dysfunktional, d.h., sie führt zu nichts und macht unter Umständen alles nur schlimmer.

Verbitterung ist ein starkes Gefühl. Es kann die ganze Person gefangen nehmen. Am Ende leidet der Betroffene unter sich selbst und seinen Gefühlen mehr als unter den Folgen des ursprünglichen Vorkommnisses. Und anders als bei Angstgefühlen leidet bei Verbitterungsgefühlen häufig auch das soziale Umfeld darunter. Weil sich die innere Wut letztlich „gegen die Welt" richtet, fällt es Betroffenen häufig schwer, sich von anderen Personen helfen zu lassen. Sie vergraben sich in ihrer Verbitterung.

Beispiel (Forts.)

Schlägt beispielsweise jemand Herrn M. vor, den potenziellen Arbeitgeber doch anzurufen, um ihm mitzuteilen, dass er nicht kommen kann, und um einen neuen Vorstellungstermin zu bitten, kann dies dazu führen, dass Herr M. dies zurückweist und erklärt, dass dies doch sowieso alles keinen Sinn habe. Obendrein könnte er auch die Person noch anblaffen und beleidigend entgegnen, dass diese Person sich ihre guten Ratschläge „sonst wohin stecken solle".

Im folgenden Kapitel werden einige dieser Aspekte von Verbitterung noch etwas detaillierter beschrieben.

1.2 Wie entwickelt sich Verbitterung weiter?

1.2.1 Sich aufdrängende Erinnerungen

Das menschliche Gedächtnis zeichnet sich dadurch aus, dass Menschen sich an Negatives eher erinnern als an Positives. Negatives erzeugt eine höhere emotionale Beteiligung als Positives. Niemand regt sich darüber auf oder würde sich länger noch daran erinnern, wenn er am Morgen unbeschadet die Treppe runtergelaufen ist. Es wird jedoch möglicherweise ein Leben lang in Erinnerung bleiben, wenn man am Morgen die Treppe runtergefallen ist. Wir erinnern uns vor allem an das, was eine emotionale Bedeutung hat, und besonders gut bleibt uns im Gedächtnis, wenn uns Schlimmes widerfahren ist. Solche Ereignisse setzen sich im Gedächtnis fest. Selbst wenn man sich aktiv bemüht, nicht mehr daran zu denken, wird sich die Erinnerung immer wieder aufdrängen. In der Psychologie spricht man hier von Intrusionen. Man kann aber auch durch Äußerlichkeiten immer wieder an ein bestimmtes Ereignis erinnert werden, z. B. wenn man einen Bus oder eine Treppe sieht. Je wichtiger das Ereignis war, desto weniger kann man sich gedanklich davon lösen. Das bedeutet, dass die Betroffenen in der Vergangenheit stecken bleiben.

Das Schlimme ist, dass die Erinnerung mit dem ursprünglichen Gefühl verknüpft ist. Denkt man an eine Situation, in der man erfolgreich war, gehen damit Genugtuung und Freude einher. Denkt man an den verpassten Bus oder den Treppensturz, dann löst dies ein Gefühl der Anspannung aus. Die Erinnerung an das Ereignis, das die Verbitterung ursprünglich auslöste, wird auf diese Art in der Folge selbst zum Auslöser von Verbitterungsgefühlen. Man erinnert sich daran, wie man beleidigt oder hintergangen wurde, und sofort kommt dieses Gefühl der Kränkung und Verbitterung wieder hoch. Betroffene leiden also nicht nur unter dem, was ihnen angetan wurde und sich möglicherweise in der Folge an Negativem entwickelt hat, sondern sehr viel stärker auch darunter, sich immer wieder an das auslösende Ereignis erinnern zu müssen, und an den damit verbundenen schmerzlichen Emotionen.

So kommt es zu einem Teufelskreis: Erinnerungen lösen Verbitterung aus. Diese negativen Emotionen führen selbst wieder dazu, dass die Erinnerung emotional immer mächtiger wird. Und dies bedingt wiederum, dass die Erinnerung immer häufiger auftritt. Das verhindert, dass das auslösende Ereignis psychisch richtig verarbeitet werden kann. Die auslösende Situation ist noch Monate oder Jahre später nicht vergessen und bleibt belastend. Am Ende ist das eigentliche Problem nicht mehr das Ereignis in der Vergangenheit, sondern die sich im Hier und Jetzt aufdrängenden Erinnerungen sind belastend.

Da die Gedanken als unangenehm empfunden werden, entwickeln betroffene Personen auch eine Art Furcht vor diesen Erinnerungen. Sie möchten sich nicht daran erinnern und sind frustriert und schlecht gestimmt, wenn sie es trotzdem tun. Daher versuchen sie häufig, diese Gedanken zu unterdrücken. Wichtige Dinge kann man jedoch nicht vergessen. Versuchen Sie beispielsweise einmal den Namen Ihres Chefs zu vergessen, wenn Sie gerade erst mit ihm eine Auseinandersetzung hatten. Der Versuch, an etwas nicht zu denken, führt dazu, dass die Häufigkeit der Erinnerungen zunimmt und diese sogar noch intensiver wahrgenommen werden. Somit schaukeln sich die Gedanken und der Versuch, sie abzuwehren, gegenseitig auf. Man befindet sich in einem zweiten Teufelskreis.

Wer also Verbitterung loswerden will, der muss lernen, sich zu erinnern, ohne sich aufzuregen, so wie bei einem Klassentreffen, bei dem alle fröhlich über den ehemaligen Mathelehrer herziehen, der während der Schulzeit Angst und Schrecken verbreitet hat und sich herabwürdigend verhielt.

1.2.2 Betroffene ziehen sich zurück und verschließen sich gegenüber Hilfsangeboten

Wie bereits erwähnt, können Emotionen auch durch äußere Gegebenheiten angestoßen werden, wie Schilder, Logos, Orte oder Gespräche, die mit dem auslösenden Ereignis in Verbindung stehen. Dies kann dazu führen, dass solche Situationen oder Personen gemieden werden. Sollte das Problem beispielsweise in Zusammenhang mit dem Arbeitgeber entstanden sein, liegt es nahe, dass zukünftig der Arbeitsort gemieden wird. Dies muss jedoch nicht nur den Standort des Geschehens betreffen. Auch weitere Orte, welche mit dem auslösenden Ereignis verknüpft sind, werden gemieden.

Beispiele

- War der bisherige Arbeitsort beispielsweise ein spezieller Supermarkt, wird in der Folge des Ereignisses nicht nur dieser Markt, sondern es werden evtl. weitere Filialen oder sogar die ganze Straße, in der sich der Supermarkt befindet, gemieden, weil man ansonsten ja ehemalige Kunden treffen könnte.
- Sollte das Thema den Freundeskreis betreffen, meiden Verbitterte Bekanntschaften und ziehen sich immer weiter zurück.

Das Verhalten ist nachvollziehbar, denn es geht den Betroffenen darum, Reize und Situationen wegzudrücken, um nicht die negativen Emotionen spüren zu müssen. Letztlich verstärkt dies das Problem zusätzlich, und die Gedanken an das Ereignis nehmen zu. Hier gilt das psychologische Grundprinzip, dass alles nur noch schlimmer wird, wenn man versucht, es zu vermeiden.

Die Verbitterung selbst führt jedoch auch dazu, dass Betroffene sich von ihren Interessen, Hobbys und anderen Aktivitäten zurückziehen. Wer verbittert ist, fühlt sich schlecht und erlebt alles um sich herum als negativ. Menschen, die verbittert sind, gehen nicht ins Kino, weil sie sich schlecht fühlen, sie treffen sich nicht mit anderen Menschen, sie haben keine Lust auf Hobbys. Vielen Betroffenen ist dann auch alles egal. Es kommt also zu einem weiteren Teufelskreis: Schlechte Stimmung führt dazu, dass man sich zurückzieht und zu nichts mehr Lust hat. Dies löst gleichzeitig jedoch aus, dass es keine Ablenkung mehr gibt, Freundschaften sich evtl. auflösen und dadurch die Stimmung eher noch schlechter wird.

Hilfsangebote von Freunden und der Familie lehnen Betroffene häufig ab, sie empfinden diese sogar teilweise als Beleidigung. Hilfe zu benötigen bedeutet zwangsläufig, überhaupt ein Problem zu haben. Warum soll der Betroffene aber etwas an sich ändern, wenn die Probleme doch nur bei anderen liegen? Falls Partner oder Freunde den Leidensdruck der Betroffenen wahrnehmen und ihnen empfehlen, sich in therapeutische Behandlung zu begeben, wird dies oft als kränkend empfunden. Dadurch kann es dazu kommen, dass sich Betroffene selbst von ihnen nahestehenden Personen abwenden, jede Hilfe ausschlagen und sogar mit Verbitterung zurückweisen, was die Symptomatik verschlimmert und erneut in einem Teufelskreis endet.

Wer seine Verbitterung überwinden möchte, der muss mit anderen Menschen in Kontakt bleiben, er darf sich nicht verschließen und zurückziehen und vor allem nicht die Hand beißen, die ihm helfen will.

1.2.3 Betroffene tun Dinge, die nicht zielführend sind, und schaden damit sich selbst und anderen

Durch die Vermeidung von Orten und Personen werden viele Probleme zusätzlich verschärft. Wenn verbitterte Menschen sich an ihrem Arbeitsplatz zurückziehen oder auf Kollegen und Vorgesetzte missmutig reagieren, kann dies zu weiteren Konflikten führen, es kann die Arbeitsproduktivität reduzieren, und im Extremfall kann es Arbeitslosigkeit und finanzielle Probleme auslösen.

Beispiel

Eine Rechtsanwältin berichtete uns, dass sich zwei Nachbarn stritten, weil der Zaun zwischen ihren Grundstücken zu einer Seite um 10 cm über die Grundstücksgrenze hinausging. Es kam zum Konflikt, der immer weiter eskalierte und schließlich in langwierigen und kostspieligen juristischen Auseinandersetzungen mündete. Keine der Konfliktparteien konnte mehr nachgeben. Dabei hätte man das bisschen Land problemlos gegen eine gute Kiste Wein „verpachten“ können.

Es zeigt sich immer wieder, dass Menschen mit Verbitterung versuchen, auf juristischem Weg die „Gerechtigkeit" wiederherzustellen. Der juristische Kampf kostet am Ende mehr, als der ursprüngliche Schaden ausgemacht hat. Es werden juristische Streitigkeiten bis zu Obergerichten geführt. Jeder kennt auch „verbittert" ausgetragene Sorgerechtskämpfe, bei denen weder Vater noch Mutter loslassen kann und das angeblich so geliebte Kind schweren Schaden nimmt. Bei diesen Auseinandersetzungen geht es am Ende gar nicht mehr darum, eine Problemlösung zu finden, sondern nur noch darum, dem Aggressor bestmöglich zu schaden, um doch noch als „Gewinner" von der Bühne gehen zu können.

Beispiel

Eine Bloßstellung im Kollegenkreis durch den Vorgesetzten kann Verbitterung auslösen. Ohne konkrete Beleidigungen ist eine solche Bloßstellung wahrscheinlich jedoch juristisch nicht relevant. Man würde sich in einem solchen Fall also nur selbst schaden, wenn man mit allen juristisch zur Verfügung stehenden Möglichkeiten darauf antworten würde, statt das Ganze auf sich beruhen zu lassen.

Manche Betroffene treiben sich in Folge solcher Rechtsstreitigkeiten selbst in den finanziellen Ruin, da sich die Kosten für den Anwalt und den weiteren Aufwand über die Zeit hinweg summieren. Zudem schaden die Betroffenen dadurch häufig auch ihrem sozialen Umfeld: Abgesehen von materiellen Dingen, wie z. B. dem Aufbrauchen der gemeinsamen Ersparnisse für einen aussichtslosen Rechtsstreit, gehen mit der Zeit auch die zwischenmenschlichen Beziehungen in die Brüche. Unter monatelangen Rachefantasien, aggressiver und bedrückter Stimmung und Interessenverlust leiden auch die Ehepartner, Kinder, Verwandten und Freunde. Sie erleben sich hilflos und fühlen sich durch die Reaktionen der Betroffenen beleidigt und ziehen sich deshalb zurück.

Beispiele

- Viele Eltern haben sicherlich schon einmal die Situation erlebt, ihrem Kind verboten zu haben, mit Freunden in den Freizeitpark zu gehen. In der Folge waren sie mit einem trotzigen, verbitterten Kind konfrontiert. Die Eltern haben dann evtl. ihrem Kind angeboten, mit ihm statt-

dessen gemeinsam am Wochenende den Freizeitpark zu besuchen. Statt diese Chance freudig zu ergreifen, antwortete das Kind nur mit einem „Jetzt will ich auch nicht mehr“. Das Kind schadete sich also doppelt. Es verpasste nicht nur den Freizeitpark, sondern auch die Chance, dass die Eltern zur Befriedung der Situation besonders spendabel gewesen wären.
- Zahlreiche Menschen waren vielleicht auch schon einmal aus gutem Grund auf ihren Partner „sauer“ und darüber verbittert, dass er sie im Beisein anderer bloßgestellt hat. Vielleicht hat sich der Partner daraufhin entschuldigt, gesagt, dass er es nicht so gemeint hat, und angeboten, die verärgerte Person als Wiedergutmachung in ein tolles Restaurant einzuladen. Statt diese Chance zur Versöhnung aufzugreifen und zudem in ein teures Restaurant ausgeführt zu werden, erteilt die verbitterte Person dem Vorschlag nur eine schroffe Abfuhr.

Häufig merken Betroffene auch selbst, dass sie sich dumm verhalten, und dennoch können sie sich nicht bremsen. Sie lassen sich von ihren Gefühlen mitreißen. Am Ende sind sie auch noch sauer auf sich selbst.

Wer sich aus seinem Zustand der Verbitterung befreien will, sollte eine nüchterne Kostenbilanz erstellen.

1.2.4 Betroffene leiden unter sich selbst

Wie erwähnt, leiden verbitterte Menschen nicht nur unter dem, was vorgefallen ist, sondern vor allem auch unter sich selbst. Ein verbitterter Mensch ist in seinen vielfältigen negativen Gefühlen gefangen: Die Grundstimmung ist dysphorisch, aggressiv, verzweifelt und gereizt. Kommt das kritische Ereignis zur Sprache, kommt es zu Emotionsausbrüchen. Das Verhalten der verbitterten Person passt oftmals nicht mehr zu ihrem „normalen“ Verhalten. Betroffene können in dem Moment, in dem sie an das Ereignis erinnert werden, vollkommen anders wirken, als sie es sonst tun.

Verbitterung ist kein angenehmes Gefühl. Die Aggression und Wut machen auch vor einem selbst nicht halt. Sich selbst schuldig zu fühlen, kann zu Selbstvorwürfen führen. Wie konnte man nicht vorsichtiger sein? Wie konnte man zulassen, dass so etwas überhaupt passiert?

Verbitterte Menschen geben nicht selten der Welt als ganzer die Schuld. Menschen erwarten in der Regel, dass „guten Menschen" Gutes widerfährt und die „Bösen" bestraft werden. Ein kritisches Lebensereignis, dass man selbst als „nicht fair" einschätzt, kann dazu führen, dass man den Glauben an die Welt und die Gerechtigkeit verliert. Aus der gerechten Welt, die den guten Menschen Gutes tut, wird ein unvorhersehbares und bestrafendes Leben. Die verbitterte Person fühlt sich oft hilflos und der Willkür des Lebens ausgeliefert.

Hilflosigkeit ist eine im Zusammenhang mit Verbitterung häufig beobachtbare Emotion, nicht zuletzt auch deshalb, weil das kritische Lebensereignis nur selten noch umkehrbar ist. Dass der Ehepartner fremdgegangen ist, kann nicht mehr rückgängig gemacht werden. Dies kann Betroffene dann in einen hilflos-verzweifelten Zustand versetzen. Wenn sich Menschen über einen längeren Zeitraum hinweg ständig gedanklich mit einem Ereignis auseinandersetzen, welches unveränderbar ist, kann dies ihr Lebensgefühl insgesamt sehr beeinträchtigen.

Wer seine Verbitterung loswerden will, sollte sich darüber klar werden, was es für ihn selbst bedeutet, sich so aufzuregen. Er sollte sich fragen, warum er sich das antut, obwohl es so gar keinen Sinn hat, sich selbst zu schaden.

1.2.5 Betroffene handeln nicht mehr mit einem klaren Verstand

Die Psychologie hat gezeigt, dass die Deutung einer Situation – also die Attributionen oder automatischen Gedanken – darüber entscheidet, wie Menschen in der Situation reagieren:

> **Beispiel**
>
> Wer die Prüfungsnote „Zwei" als tolles Ergebnis ansieht, wird glücklich sein, wer stattdessen nur die verpasste Note „Eins" sieht, wird mit Enttäuschung reagieren und unglücklich sein.

Der umgekehrte Weg gilt aber auch: Emotionen bestimmen darüber, was wir denken.

Beispiel

Wenn ich mit meinem Partner im Streit liege und von ihm enttäuscht bin, dann werde ich vorrangig seine negativen Seiten sehen. Ich werde mich nur noch an zurückliegende Konflikte erinnern, die Unordnung im Haus sehen und auf eigentlich belanglose Anmerkungen mit scharfer Gegenrede antworten.

In diesem Sinne finden sich bei gekränkten und verbitterten Menschen auch typische Denkmuster, die von ihrem Emotionszustand bestimmt werden. Wenn eine Person eine Ungerechtigkeit erlebt hat, ist dieses Ereignis nicht mehr umkehrbar. Die Zeit lässt sich nicht auf magische Weise zurückdrehen, so als wäre das Ganze nie passiert. Der erlittene Schaden, sei es der Verlust von Geld, des Arbeitsplatzes oder des Sorgerechts für die Kinder, ist oftmals nicht wiederherstellbar. Das, was gesagt wurde, kann nicht mehr ungeschehen gemacht werden. Vor allem sind aber auch die psychischen Folgen in Form von langanhaltender schlechter Stimmung und Stress nicht umkehrbar.

Wenn die Kränkung tief sitzt, wünschen sich viele Betroffene einen Ausgleich für das ihnen geschehene Unrecht. Hierdurch entsteht bei gekränkten und verbitterten Menschen oftmals das Gefühl von Rache. Sie fordern ausgleichende Gerechtigkeit für all das, was ihnen angetan wurde. Zum Ausgleich soll dem Peiniger ebenfalls etwas Schlimmes passieren. Das Unrecht soll durch Rache an der Person ausgeglichen werden. Viele gekränkte und verbitterte Personen sehen sich als Opfer der Situation, denen nun das Recht auf Gerechtigkeit zusteht. Eine Wiedergutmachung der Schäden wird gefordert.

Die Wut, Aggression und das Verlangen nach Vergeltung führen bei Verbitterten oft zu weitschweifenden Rachegedanken. Derjenige, der einem dies angetan hat, soll dafür bezahlen. Es soll ihm leidtun, was er getan hat. Sich vorzustellen, wie einer „bösen“ Person etwas Schlechtes widerfährt, verleiht den Betroffenen ein Gefühl der Genugtuung, vor allem, wenn es dabei um den eigenen Peiniger geht. Darüber nachzudenken, wie die Firma des Chefs, der einen entlassen hat, plötzlich pleitegeht und der Chef nun arbeitslos ist, kann ein Lächeln ins Gesicht zaubern. Solche Gedankengänge sind menschlich, fast jeder von uns konnte solche Gedanken schon einmal bei sich selbst beobachten. Rachegedanken sind im Zustand der Verbitterung normal. Es ist menschlich, so auf ein negatives Lebensereignis zu reagieren. Fast jeder hat sich sicherlich schon einmal dabei ertappt, sich nach der schlimmen Tat einer anderen Person vorzustellen, dass dieser Person ebenfalls etwas Schlimmes zustößt. Sich in der Fantasie vorzustellen, den Übeltäter mit dem Auto zu überfahren, oder zu sehen, wie er hinfällt und sich wehtut, kann ein Gefühl der Genugtuung hervorrufen.

Solche Gedanken bei sich wahrzunehmen, kann jedoch auch schockieren. Wenn man sich selbst eigentlich als friedfertigen Menschen sieht, erscheinen einem solche Gedankengänge als völlig inakzeptabel. Man ist selbst darüber überrascht, dass man sich urplötzlich vorstellt, wie man seinem Peiniger etwas Schlimmes antut, z.B. ihn mit dem Auto anfahren. Dennoch kommen in Situationen der Verbitterung solche Gedanken auf und sind vollkommen menschlich. Eine Fantasie ist ja nicht gleich die Wirklichkeit.

Problematisch wird es jedoch, wenn aus den Fantasien Handlungspläne abgeleitet werden: Wenn Betroffene anfangen, darüber nachzudenken, wie sie ihre alte Firma anzünden, ihrem Nachbarn die Autoreifen zerstechen oder ihren Ex-Partner gar umbringen könnten, und wenn sie dafür schon konkrete Pläne entwickeln, dann ist ein kritischer Punkt erreicht. Spätestens jetzt sollten Betroffene realisieren, dass sie sich in einem kritischen Zustand befinden und schnellstmöglich Hilfe benötigen.

Die Gefühle der Hilflosigkeit können aber auch zu Suizidgedanken führen. Die erlebte Kränkung kann einen so großen Leidensdruck auslösen, dass die Person keinen anderen Ausweg mehr sieht, als sich das Leben zu nehmen. In Kombination mit den vorher geschilderten Rachefantasien kann es in extremen Fällen sogar dazu kommen, dass die verbitterte Person an einen *erweiterten Suizid* denkt und diesen ausführt, also eine andere Person tötet und sich anschließend selbst suizidiert. Sehr selten kommt es vor, dass Menschen, die in ihrer Verzweiflung und Rachsucht keine anderen Möglichkeiten mehr sehen, sich selbst und ihren Peiniger umbringen.

Wer sich von seiner Verbitterung loslösen will, sollte sich klar machen, dass Rache sich zwar süß anfühlen kann, aber eben ein süßes Gift ist.

Eine Geschichte der Verbitterung: Kain und Abel (in Anlehnung an das Alte Testament, 1. Buch Mose, 4)

Mit Verbitterung begann schon die Geschichte der Menschheit: Abel wurde Schafhirte, Kain dagegen betrieb Ackerbau. Eines Tages brachte Kain etwas von der Ernte als Opfergabe für Jehova dar. Abel opferte auch einige erstgeborene Lämmer von seiner Herde zusammen mit ihrem Fett. Jehova sah wohlwollend auf Abel und seine Opfergabe. Auf Kain und sein Opfer sah er jedoch nicht mit Wohlwollen. Da ergrimmte Kain sehr. Kain sagte zu seinem Bruder Abel: „Komm, wir gehen aufs Feld hinaus." Als sie auf dem Feld waren, fiel Kain über seinen Bruder her und tötete ihn.

Diese Geschichte zeigt, dass Kain sich ungerecht behandelt fühlte und deswegen so ergrimmte bzw. verbitterte, dass er sogar seinen eigentlich unschuldigen Bruder erschlug. Er glaubte, dass Gerechtigkeit erfordert, dass Gott ihn und seinen Bruder gleich behandeln müsse (komparative Gerechtigkeit), d.h. auch sein Opfer annehmen müsse, wenn er das seines Bruders wohlwollend entgegennimmt.

Aus der Geschichte lässt sich gleich mehreres ableiten:

- Verbitterung ist so alt wie die Menschheit.
- Verbitterung wird ausgelöst, wenn sich jemand ungerecht behandelt fühlt.
- Was ungerecht ist, ist offenbar nicht ganz einfach zu sagen. Kann man Gott Ackerfrüchte aufzwingen, und hat Gott nicht das Recht, selbst zu entscheiden, was er sich schenken lässt (Selbstbestimmungsrecht)?
- Verbitterung kann sehr dysfunktionale Folgen haben.

Die Geschichte lehrt: Es scheint kompliziert zu sein.

2 Was kränkt Menschen und verbittert sie?

Im Kontakt mit anderen Menschen kommt es zwangsläufig zu Uneinigkeiten und Streitereien. Es gibt den Vorgesetzten, der unangebrachte Kommentare abgibt, den Bekannten, der immer wieder zu spät zur Verabredung kommt, den Partner, der die Zahnpastatube immer an der falschen Stelle ausdrückt. Diese alltäglichen Uneinigkeiten zwischen Menschen sind lästig, ärgerlich und frustrierend. Viele Menschen leiden auch unter Stress, der durch Arbeitsüberlastung, Lärm und Krankheit hervorgerufen wird. Besonders belastend sind aber *soziale Stressoren,* wie z. B. Kränkung, Herabwürdigung, Vertrauensbruch oder Ungerechtigkeit. Soziale Stressoren können Menschen im Innersten treffen, verletzen und Verbitterung auslösen.

2.1 Ungerechtigkeit

Das Thema Gerechtigkeit hat die Menschheit seit jeher beschäftigt. Bereits Platon, Sokrates und Aristoteles haben versucht, den Begriff zu definieren. Aristoteles beschreibt Gerechtigkeit als eine moralisch wertvolle und anzustrebende Tugend. Als ungerecht sieht er jemanden an, der Gesetze bricht, unersättlich mehr haben möchte, als ihm zusteht, oder ungleich handelt.

Der Mensch besitzt ein weitgehend angeborenes Gerechtigkeitsverständnis. Unter dem Begriff „Belief-in-a-just-world"-Psychologie (dt. „Glaube an eine gerechte Welt") wird diese Grundannahme menschlichen Denkens in der Psychologie umfangreich erforscht. Zentrale Befunde sind, dass Menschen

1. dazu neigen, von ihren Mitmenschen Gerechtigkeit zu erwarten,
2. daran glauben, dass jeder bekommt, was er verdient,
3. meinen, positive oder negative Ereignisse durch angemessenes Verhalten kontrollieren zu können,
4. sich selbst als gerecht einschätzen.

Menschen möchten, dass die Welt gerecht ist, d.h. sich zumindest ihnen gegenüber gerecht verhält. Wenn wir überzeugt sind, dass die Welt gerecht ist, dann wird sie vorhersagbar und kontrollierbar, und wir fühlen uns sicher. Passiert uns etwas Gutes, ist dies nur die „logische" Folge der guten Taten, die wir vorher vollbracht haben. Widerfährt jedoch einer anderen unliebsamen Person etwas Schlechtes, nehmen wir an, dass dies aufgrund ihres schlechten Charakters passiert, ganz nach dem Motto „Nur schlechten Menschen widerfährt Schlimmes". Dadurch erhält das, was uns selbst und anderen Personen widerfährt, einen Sinn. Dass positive und negative Ereignisse jedoch oftmals unwillkürlich, zufällig und kaum kontrollierbar sind, wird außer Acht gelassen.

Von einigen Forschern in der Psychologie wurde der Glaube an eine gerechte Welt allerdings auch schon als *fundamentale Wahnvorstellung* bezeichnet. Das Leben ist voller Ungerechtigkeiten, denen sich jeder stellen muss. Diese Ungerechtigkeiten begegnen uns fast tagtäglich, sei es bei der Arbeit, z. B. in Form einer Benachteiligung durch den Vorgesetzten, oder sei es im privaten Bereich, wenn es um die Verteilung der Lasten im Haushalt geht. Dabei muss es sich nicht zwangsläufig um eine riesige Ungerechtigkeit handeln, denn schon kleine Benachteiligungen, die nicht unserem Gerechtigkeitsverständnis entsprechen, können uns kränken und verbittern. Die folgende kleine Fallgeschichte von Herrn B. und Frau M. soll das Problem etwas greifbarer machen:

Fallbeispiel

Herr B. und seine ehemalige Freundin Frau M. haben sich vor kurzem getrennt. Die Trennung verlief ohne große Probleme. Es gibt noch ein Konto, auf dem sich 100 Euro befinden. Herr B. ist der Meinung, dass dieses Geld zu gleichen Teilen aufgeteilt werden muss, da beide auf das Konto eingezahlt haben, um gemeinsame Ausgaben zu decken. Da das Konto aber auf den Namen von Frau M. läuft, ist sie der Meinung, dass das Geld ihr gehört. Sie hat die alleinige Verfügungsgewalt. Herr B. empfindet dieses Vorgehen von Frau M. mehr als ungerecht. Er ist empört, weil er sich betrogen fühlt. In den kommenden Tagen versucht Herr B. in energischer Form, an die ihm seiner Meinung nach zustehenden 50 Euro zu kommen. Jedoch haben seine Versuche, Frau M. zu erreichen, keinen Erfolg. Er bekommt schlechte Laune, wenn er an den Vorfall denken muss. Je länger sich die Sache hinzieht, desto mehr ärgert er sich. Und das alles wegen 50 Euro?!

Herr A. erlebt in diesem Beispiel Ungerechtigkeit. Eigentlich geht es nur um einen geringfügigen Geldbetrag. Man fragt sich, warum Herr A. so viel Energie wegen eines geringen Geldbetrags verschwendet und wegen einer scheinbaren Bagatelle leidet. Die Antwort liegt in der Verletzung zentraler Werte. Das Gerechtigkeitsempfinden von Herrn A. verlangt, dass das Geld, das auf einem „gemeinsamen“ Konto liegt, bei einer Trennung gleichmäßig aufgeteilt wird, unabhängig davon, auf wen das Konto juristisch gesehen eingetragen ist. Diese zentrale Grundannahme wird durch Frau B. verletzt. Sie nutzt ihre Verfügungsgewalt zu Ungunsten von Herrn A. und behält das Geld. Somit hat das Verhalten von Frau B. und nicht der Geldbetrag an sich zu der heftigen Reaktion von Herrn A. geführt. Es ist unerheblich, dass es sich beim Auslöser um einen sehr geringen, fast irrelevanten Geldbetrag handelt. Eine alltägliche Situation, wie der Verlust einer kleinen Menge Geldes, hat Herrn A. tief getroffen. Der gleiche Geldbetrag hätte Herrn A. genauso gut aus seiner Tasche fallen können. Die Reaktion wäre vollkommen anders gewesen. Entscheidend bei Kränkungs- und Verbitterungsreaktionen ist nicht das Objekt, sondern die Verletzung der Wertvorstellung der Person.

2.2 Undankbarkeit

Dankbarkeit ist vielen Menschen wichtig, denn Dankbarkeit bedeutet auch, Zuwendung zu erhalten und Anerkennung für das, was man getan hat. Für andere etwas zu tun und vom Gegenüber Dank zu erhalten, empfinden viele als Selbstverständlichkeit und Nettigkeit. Nach einer erbrachten Leistung freuen sich Menschen, wenn andere Menschen sich als dankbar erweisen. Dies muss kein materieller Dank sein, bereits eine einfache Äußerung des Dankes wird als Wertschätzung empfunden.

Das Bezeugen von Dankbarkeit wird auch als eine Kompensation für die Anstrengung einer Person verstanden. Wenn ich für eine andere Person etwas getan habe, ohne dafür beispielsweise ein festgesetztes Honorar oder eine Bezahlung zu erhalten, dann ist eine Dankbarkeitsbezeugung der Ersatz für eine materielle Vergütung. So gehört zur Dankbarkeit nicht nur ein freundliches Wort, sondern auch ähnliches Verhalten.

Beispiel

Wenn ich für den Nachbarn ein Paket entgegennehme, dann erwarte ich dafür ein Dankeschön, aber gleichzeitig auch, dass der Nachbar bei Gelegenheit auch ein Paket für mich annimmt.

Dankbarkeit hat insofern auch etwas mit Gerechtigkeit zu tun. Letztlich geht es um einen Ausgleich auf materieller und noch mehr auf psychologischer Ebene.

Wird uns keine Dankbarkeit, sondern Undankbarkeit entgegengebracht, dann kann dies ebenfalls Kränkung und Verbitterung auslösen. Auch bei Undankbarkeit wird unsere zentrale Gerechtigkeits-Grundannahme verletzt. Wenn sich jemand nicht bedankt oder sich im Weiteren nicht als dankbar erweist, dann löst das Abwehr, Vorwürfe oder auch Aggression aus. Diesem Menschen wird man nicht noch einmal einen Gefallen tun, selbst wenn es angezeigt wäre. Das folgende Fallbeispiel mag das verdeutlichen.

Fallbeispiel

Frau C. ist eine Sekretärin in einem mittelständischen Unternehmen. Sie muss für ihren Vorgesetzten, Herrn L., täglich viel Papierarbeit leisten, Telefonate führen, Besprechungen vorbereiten und ihm den Rücken freihalten. Sekretärin zu sein, war bisher ihr Traumberuf, und sie hat Spaß an ihrer Tätigkeit.

In den letzten Monaten gab es erhebliche Mehrarbeit durch die Kündigung eines Kollegen. Sie machte klaglos viele Überstunden. Da sie ihren Job beherrscht und leistungsstark ist, schafft sie das auch und hält alles am Laufen.

Allerdings hätte sie erwartet, dass ihr Vorgesetzter das wahrnimmt und einmal mit einem anerkennenden Wort würdigt. Nichts dergleichen geschieht. Ihr Vorgesetzter nimmt die Mehrleistung kommentarlos hin, so als sei es selbstverständlich, und verlangt obendrein noch eine schnelle Bearbeitung. Dabei hat sie die Abteilung vor dem totalen Chaos gerettet: „Ohne mich wäre hier doch schon alles den Bach runtergegangen!"

Während früher eine nette und freundliche Kommunikation zwischen ihr und ihrem Vorgesetzten herrschte, reagiert sie nun verletzt, mürrisch und empfindet auch eine gewisse Genugtuung, wenn sie ihren Chef hängen lässt.

Ausgelöst durch das undankbare Verhalten des Vorgesetzten, fühlt sich Frau C. missachtet, nicht gewürdigt und durch die Undankbarkeit gekränkt. Für Frau C. ist nicht nachvollziehbar, dass ihr Vorgesetzter ihren Einsatz so gar nicht würdigt, als selbstverständlich hinnimmt und nicht einmal ein anerkennendes Wort oder ein Wort des Dankes äußert. Das hätte wahrlich nicht viel gekostet. Infolge der Undankbarkeit hat sich die gesamte Arbeitssituation für Frau C. stark verändert. Die gute Beziehung zum Vorgesetzten ist empfindlich gestört, ihr Arbeitseinsatz gemindert, und es kommt sogar zu Rachegefühlen, wenn nicht sogar zu Rachehandlungen, indem sie ihrem Vorgesetzten nicht mehr alles abnimmt und nicht mehr wie früher für ihn sorgt.

2.3 Vertrauensbruch

Es gilt der Satz „Vertrauen ist gut, Kontrolle ist besser". Dennoch geht es nicht ohne Vertrauen. Wer meint, durch Kontrolle sicherstellen zu müssen, dass der Partner einen nicht betrügt, wird genau dadurch die Beziehung zerstören. Genau daher ist Vertrauensbruch dann auch so verletzend. Man vertraut dem Ehepartner, den Kindern, den Mitarbeitern oder Freunden, in der Erwartung, dass sie einen nicht hintergehen oder verraten und dass sie das in sie gesetzte Vertrauen nicht in unziemlicher Weise ausnutzen. Vertrauen geht insofern mit Ungewissheit einher, da das Verhalten anderer Menschen nie ganz steuerbar ist. Vertrauen bedeutet, Kontrolle abzugeben, dem anderen Freiheiten zu lassen und sich ein Stück weit anderen Menschen auszuliefern. Insofern macht Vertrauen angreifbar und verletzlich. Sollte die andere Person das in sie gesetzte Vertrauen missbrauchen, und kommt es zu einem Vertrauensbruch, dann führt das zu negativen Gefühlen wie Enttäuschung, Wut, Verzweiflung oder Verbitterung.

Ein Vertrauensbruch kann der Beziehung zwischen Menschen sehr schaden (z. B. Fremdgehen in einer Liebesbeziehung). Partner vertrauen sich, ja, müssen sich vertrauen; wird das Vertrauen missbraucht, kann es zu großen Verletzungen kommen und auch in Verbitterung enden.

Fallbeispiel

Nachdem Frau E. ihren Mann geheiratet hatte, bekam das Paar zwei Kinder. Der Mann war auf seine Karriere konzentriert. Frau E. stellte trotz eines erfolgreichen Studiums ihre Karriere in den Hintergrund. Sie kümmerte sich um die Kinder. Insbesondere aber unterstützte sie ihren Mann in seinem beruflichen Aufstieg, hielt ihm den Rücken frei und ließ ihm alle Freiheiten. Sie kümmerte sich um die Kinder, seine Eltern, das Haus, den Freundeskreis und stand auch immer bei Repräsentationspflichten an seiner Seite.

Ihre Ehe verlief 15 Jahre lang eng und harmonisch. Dann fand Frau E. zufällig einen sehr gefühlsbetonten Brief ihres Ehemannes an eine Arbeitskollegin, aus dem hervorging, dass er bereits seit längerem hinter ihrem Rücken eine sexuelle Beziehung mit dieser (deutlich jüngeren) Frau begonnen hatte und zu ihr ein enges Vertrauensverhältnis pflegte.

Für Frau E. ist in diesem Moment „die Welt zusammengebrochen“. Sie ist bitter enttäuscht, verletzt und empört, wie ihr Ehemann einen solchen Verrat an ihrer Ehe üben und ihr so eine Demütigung antun könne („Nach allem, was ich für ihn und unsere Familie getan habe“). Sie grübelt und macht sich auch selbst Vorwürfe, weil sie so lange nichts gemerkt hat und „so eine blöde Kuh war“, ihm zu vertrauen und über die Jahre hin alles für ihn zu tun. Es ist so ungerecht.

Frau E. ist seitdem voller Groll, Bitterkeit und Verzweiflung. Sie kann ihrem Mann nicht verzeihen, dass er sie so hintergangen hat. Sie beginnt aus Rache einen „knallharten Scheidungskrieg“, und es ist ihr egal, dass die Kinder darunter leiden.

2.4 Herabwürdigung

Würde ist ein Begriff, der in vielerlei Zusammenhängen eine Rolle spielt. Bereits der erste Artikel des Grundgesetzes beginnt mit dem Satz: „Die Würde des Menschen ist unantastbar“. Das Wort Würde ist sprachgeschichtlich verwandt mit Wert. Es bezeichnet die Wertschätzung einer Person und nicht zuletzt auch ihren Rang in der Gemeinschaft. Die Würde eines Menschen zu achten, bedeutet, das Gegenüber wertzuschätzen und zu respektieren. Wird die Würde eines Menschen nicht geachtet, dann heißt das, dass man diese Person nicht wertschätzt. Die Person ist quasi weniger wert als eine andere Person. Dies gilt erst recht bei „Herabwürdigung“. Im Duden werden als verwandte Begriffe aufgeführt: Abqualifizierung, Abwertung, Herabminderung, Herabsetzung, Schmähung, Verunglimpfung, Diffamierung, Diskreditierung. Eine Herabwürdigung ist eine Beleidigung.

> **Fallbeispiel**
>
> Herr G. ist Führungskraft in einem großen Betrieb. Er engagiert sich vollumfänglich für die Firma und ist auch durchaus stolz darauf, was er geleistet hat. Seine Umsätze können sich sehen lassen. Allerdings gibt es mit einem Projekt Probleme. Herr G. ist sich dessen durchaus bewusst und tut, was möglich ist, um die Situation zu bessern. In einer Konferenz unter Abteilungsleitern berichtet er auch über die Schwierigkeiten und erläutert, was geplant ist, um die Probleme zu bewältigen.
>
> Sein Vorgesetzter ergreift bei dieser Gelegenheit das Wort und weist darauf hin, dass finanzielle Verluste drohen. Zudem macht er Herrn G. in Gegenwart der Kollegen persönliche Vorwürfe: Er hätte früher merken müssen, dass die Dinge in die falsche Richtung laufen. Einem „richtigen" Manager wäre so etwas nicht passiert. Er sei für seinen Job und sein Gehalt wohl nicht ausreichend qualifiziert.
>
> Herrn G. verschlägt es die Sprache, ihm bleibt die Luft weg, er verlässt den Raum und zittert. Er lässt sich krankschreiben und brütet darüber nach, wie er es seinem Vorgesetzten heimzahlen kann.

Das Beispiel zeigt, wie manchmal nur ein Wort ausreicht, um einen Menschen völlig aus der Fassung zu bringen („Ein ‚richtiger' Manager hätte das Problem frühzeitig gelöst"). Herr G. wird durch dieses eine Wort herabgesetzt, in seinem Selbstwert angegriffen, verunglimpft und letztlich auch ungerecht abgekanzelt. Eine solche Diffamierung der eigenen Person, der Werte oder Taten einer Person können zu ausgeprägter Verbitterung führen.

2.5 Die Verletzung zentraler Werte und Grundannahmen

Es wurde schon mehrfach das Wort *Grundannahmen* erwähnt. Was ist darunter zu verstehen? Jeder Mensch hat eine Vorstellung davon, wie die Welt zu funktionieren hat und was gut und richtig ist. Solche *Weltanschauungen* sind zum Teil angeboren, wie der bereits angesprochene Glaube an Gerechtigkeit. Andere sind gleichzeitig angeboren und anerzogen, wie beispielsweise die Frage, ob eine Partnerschaft von Dauer sein sollte. Andere wiederum sind ausschließlich kulturbedingt, wie beispielsweise religiöse Speisevorschriften. Für Grundannahmen gilt ähnliches wie für die Sprache. Die Sprachkompetenz ist allen Menschen angeboren. Der Dialekt ist anerzogen.

Derartige Grundannahmen haben einen großen Einfluss auf uns, sie wirken, dass wir uns lebensspannenübergreifend kohärent verhalten. Wer den Glauben hat, dass Arbeitsamkeit und Sparsamkeit wichtige Tugenden sind, wird sein Leben lang mit Geldausgaben zurückhaltend sein, Geld ansparen und schließlich auch ein Haus bauen können. Die zentralen Grundannahmen einer Person helfen dabei, Vertrauen in die Welt, in andere und sich selbst zu haben. Sie helfen dem Menschen dabei, zu entscheiden, was wichtig ist und was nicht, wem wir unseren Werten folgend vertrauen oder wem wir lieber aus dem Weg gehen. Wenn Grundannahmen erst einmal erworben sind, dann helfen sie, die Welt nach diesen Normen zu gestalten. Diese Wertvorstellungen wenden wir tagtäglich an. Wir hinterfragen unsere eigenen Werte selten. Solange die Welt im Ganzen und andere Menschen nicht gegen unsere Werte verstoßen, haben wir dabei ein gutes Gefühl. Verstößt eine andere Person gegen unsere inneren Regeln, wie z. B. durch Unehrlichkeit, führt dies zu Irritation und Ablehnung.

Da Grundannahmen über die gesamte Lebensspanne hinweg unser Verhalten steuern, sind sie weitgehend änderungsresistent. Zum besseren Verständnis mag wieder einmal der Vergleich mit der Sprache dienen. Wer erst einmal eine Muttersprache bis zum zwanzigsten Lebensjahr gelernt hat, wird sie nie mehr los. Er kann auch keine zweite Muttersprache in dieser Form erlernen, sondern nur noch Fremdsprachen, und diese zumeist nur holprig anwenden. Wer Ehrlichkeit für ein hohes Gut hält, wird sein Leben lang wahrscheinlich nicht stehlen, selbst wenn in einem Kaufhaus alles offen herumliegt und man die Firmenpolitik des Warenhauses nicht gut findet.

Grundannahmen und Wertüberzeugungen sind aber auch transgenerational verhaltensbestimmend. Eltern erzählen ihren Kindern, dass sie Deutsche oder Österreicher sind. Schon ab dem zehnten Lebensjahr wird diese Zuordnung verinnerlicht. Selbst wenn eine Person später jahrzehntelang in Zürich lebt, empfindet sich die Person als Deutscher oder Österreicher. Grundannahmen sind damit auch staatsbildend. Sie schaffen einen Zusammenhalt zwischen einer großen Zahl von Menschen, sie wirken identitätsstiftend und grenzen natürlich auch gegen andere ab. Gleiche Wert- und Weltanschauungen geben einem Menschen das Gefühl, in seinem Kulturkreis dazuzugehören. Wenn dann im Fußballstadion Wien gegen Dortmund spielt, werden die in Zürich lebenden Menschen, denen man gesagt hat, sie seien Österreicher, mehrheitlich für Wien jubeln und die, die sich als Deutsche fühlen, für Dortmund.

Wie diese Beispiele zeigen, sind Grundannahmen sehr stabil. Viel bedeutsamer ist jedoch, dass Menschen dazu neigen, ihre Grundannahmen und damit ihre Selbstdefinition zu verteidigen, wenn diese angegriffen wird.

Beispiel

Wenn ein deutscher Fußballfan sich im Beisein eines Österreichers abfällig über den Fußballverein Wien äußert, ist die übliche Reaktion, dass dies als Angriff erlebt und mit einer Gegenaggression beantwortet wird, d.h., der Wiener Fußballverein wird verteidigt und der Dortmunder Verein schlecht gemacht.

Wann immer Grundannahmen, Weltanschauungen und basale Werte einer Person infrage gestellt werden, dann führt dies zur Gegenwehr. Bei Talkshows im Fernsehen lässt sich immer wieder beobachten, wie ansonsten ruhig auftretende Menschen plötzlich laut werden, die andere Person nicht mehr ausreden lassen, ihre eigenen politischen oder weltanschaulichen Positionen „verbittert" verteidigen, wenn diese vom Gesprächspartner hinterfragt werden. Viele Kriege rund um den Globus sind letztlich weltanschauliche, ideologische, nationale oder religiöse Kämpfe, die ohne Rücksicht auf Verluste ausgetragen werden. Die kämpfenden Parteien könnten wunderbar in Frieden und Wohlstand leben, wenn es die Psychologie aufeinanderprallender Weltanschauungen und Grundannahmen nicht gäbe.

Hält man sich dies vor Augen, dann kann es nicht verwundern, dass auch Individuen heftig reagieren, wenn ihre Grundannahmen infrage gestellt werden. Wer an Gerechtigkeit „glaubt" oder an Treue und Verlässlichkeit oder an gegenseitigen Respekt, wird mit aller Schärfe reagieren, wenn diese Grundannahmen infrage gestellt werden. Ist zudem ein wichtiger Lebensbereich betroffen und gerät die Person in eine Situation, in der sie sich hilflos fühlt, kann dies zu Verbitterung führen.

Die Herabwürdigung im Beisein der Kollegen, die Untreue des Ehepartners, die Undankbarkeit des Vorgesetzten oder die Ungerechtigkeit der ehemaligen Freundin sind nicht mehr ungeschehen zu machen. In solchen Situationen ist

Verbitterung dann eine Art von Notfallreaktion. Obwohl es gar nicht mehr möglich ist, das eingetretene schlimme Ereignis gerade zu rücken, motiviert Verbitterung dazu, es dennoch zu versuchen, um gleichzuziehen. Es wird ohne Rücksicht auf eigene Verluste versucht, zurückzuschlagen. Es werden die letzten Ressourcen mobilisiert, wie beispielsweise teure Prozesse geführt, die bei nüchterner Betrachtung wenig Erfolgswahrscheinlichkeit haben. Der Psychoanalytiker Karl Abraham hat Verbitterung als masochistische Reaktion bezeichnet, als den Versuch, unter Inkaufnahme der eigenen Selbstzerstörung zu kämpfen. Und wenn gar nichts mehr hilft, dann wird versucht, wenigstens einen Gleichstand in der Ungerechtigkeit zu erreichen. Das Ziel ist Rache.

Beispiel

Bei Familienstreitigkeiten lässt sich immer wieder beobachten, dass es zunächst noch um das Sorgerecht und Kindswohl geht. Kommt es im Verlauf aber zu gegenseitiger Herabwürdigung und ungerechtem Verhalten, dann wird bis aufs Messer gekämpft, und das Wohl des Kindes spielt keine Rolle mehr.

Derartige Gefühle der Verbitterung wenden sich zunächst gegen den Verursacher, dann aber auch gegen alle sonstigen Beteiligten und am Ende gegen die ganze Welt. Die Betroffenen können sich nicht mehr von dem lösen, was vorgefallen ist. Sie sind in der Vergangenheit und ihren Verbitterungsgefühlen gefangen. Sie werden ständig von Erinnerungen an das Vorgefallene gequält. Irgendwann ist dann der Punkt erreicht, an dem es gar nicht mehr darauf ankommt, was in der Vergangenheit passiert ist: 50 Euro sind belanglos. An eine herabwürdigende Bemerkung des Vorgesetzten erinnert sich nach einigen Wochen niemand mehr. Was bleibt und die Betroffenen zutiefst unglücklich macht, ist der aus der Kontrolle geratene eigene emotionale Zustand. Sie leiden unter sich selbst und können sich davon nicht mehr lösen.

2.6 Checkliste zur Einschätzung der eigenen Verbitterung

Jeder Mensch kennt Verbitterung, jeder Mensch hat diese Emotion schon einmal mehr oder weniger intensiv erlebt.

Arbeitsblatt 1 (vgl. Anhang, S. 89) enthält eine kurze Checkliste, mit der Sie überprüfen können, ob Sie ein belastendes Lebensereignis angemessen verarbeitet haben oder ob Sie noch Gefühle der Verbitterung im Zusammenhang mit dem Ereignis hegen.

Zählen Sie alle Punkte zusammen: Je niedriger Ihre Punktzahl ist, desto besser haben Sie das Geschehen verarbeitet. Wenn Sie neun Punkte oder mehr erreichen, dann haben Sie noch keinen angemessenen Weg gefunden, mit dem einschneidenden Lebensereignis umzugehen, und sollten etwas dagegen unternehmen. Am besten beraten Sie sich mit einer Vertrauensperson (vgl. auch Kapitel 4), nutzen Sie die in Kapitel 6 dargestellten Weisheitskompetenzen zur Problembewältigung oder suchen Sie gegebenenfalls einen Psychotherapeuten auf (vgl. Kapitel 8).

3 Wann muss etwas gegen Verbitterung getan werden?

Gegen Verbitterung sollte man angehen, wann immer sie auftritt, da Verbitterung kein schönes Gefühl ist und auch zumeist nicht zum Ziel führt. Auf jeden Fall sollten Betroffene sich aktiv gegen Verbitterung stellen, wenn die Verbitterung sie komplett gefangen nimmt. In diesem Fall ist es höchste Zeit, etwas dagegen zu tun. Im Folgenden werden einige Indikatoren beschrieben, die darauf hinweisen, wann etwas gegen Verbitterung unternommen werden sollte.

3.1 Dauer und Intensität

So gut wie jeder Mensch fühlte sich schon einmal gekränkt. Dieses Kränkungsgefühl überwinden die meisten Menschen in der Regel schnell wieder, sodass sie im Nachhinein vielleicht sogar darüber lachen und daraus lernen können.

Schwierig wird es dann, wenn Betroffene sich nicht mehr selbst aus der Verbitterung retten können. Es kommt zu einem andauernden Zustand des Leidens. Die Betroffenen werden ständig durch etwas an den Vorfall erinnert. Dies löst bei ihnen wiederum Gefühle von Niedergeschlagenheit, Verzweiflung oder Wut und das Verlangen nach Gerechtigkeit aus. Die Verbitterung hält dabei Monate und Jahre an. Das Gefühl der Verbitterung kann so stark und aufdringlich werden, dass es auf viele Bereiche des Lebens, wie z.B. Arbeit, Freizeit, Bekanntschaften und Familie, Einfluss nimmt. Jetzt ist Hilfe nötig.

3.2 Selbstschädigung

Das Verlangen nach Gerechtigkeit und der Impuls, doch noch zurückzuschlagen, können so stark werden, dass Betroffene „ohne Rücksicht auf eigene Verluste“ blind gegen den Aggressor vorgehen und sogar die eigene Selbstzerstörung in Kauf nehmen.

Beispiel

Ein Mann wollte einen Staatsanwalt öffentlich bloßstellen und attackieren. Auf den Hinweis hin, dass ihm das mindestens eine Beleidigungsklage, wenn nicht sogar eine Gefängnisstrafe einbringen könnte, war die Antwort: „Das ist mir egal".

Die Versuche, doch noch Gerechtigkeit herzustellen, werden manchmal auf Wegen umgesetzt, die Außenstehenden komplett unverständlich erscheinen:

Beispiele

- Es werden aussichtslose Rechtsstreitigkeiten begonnen und dabei viele Tausende Euro verschwendet, nur für eine verschwindend geringe Chance, Recht zu bekommen.
- In Erbschaftsauseinandersetzungen streitet sich eine Familie wegen eines Silberbestecks so heftig, dass die ganze Familie auseinanderbricht.

Betroffene tragen sich mit Fantasien, wie sie Schaden anrichten können, bis hin zu detaillierten Mordplanungen, obwohl es sicher kein Lebensereignis gibt, das es wert wäre, viele Jahre in einer Haftanstalt verbringen zu müssen. In der Gedankenwelt eines klinisch verbitterten Menschen erscheint das Erlangen von *Gerechtigkeit* in Form von Rache unter Inkaufnahme der Selbstzerstörung jedoch häufig normal. Wer sich also dabei ertappt, Dinge zu tun oder zu planen, die nicht nur den Aggressor schädigen, sondern zunächst und vor allem sich selbst, der sollte Hilfe suchen.

3.3 Betroffene können sich selbst nicht mehr leiden

Verbitterung kann als eine Kombination aus Verzweiflung und Aggression gesehen werden. Auf der einen Seite ist die Reaktion nach außen gerichtet. Der Aggressor, andere Menschen oder die Welt sind am eigenen Leid Schuld. „Die anderen" haben einem dies angetan. Man selbst ist das Opfer der anderen. Gleichzeitig findet man aber regelhaft auch Selbstvorwürfe. Das Wort *hätte* kann quälend werden: „Hätte ich mich doch nur anders verhalten", „Hätte ich nicht so blind vertraut", „Hätte ich frühzeitiger etwas gemerkt".

Die Selbstvorwürfe nehmen kein Ende, bis man sich selbst nicht mehr leiden kann.

Hinzu kommt, dass verbitterte Menschen ständig von schlechter Stimmung und schlechten Erinnerungen gequält werden. Eigentlich möchten sie mit all den Dingen nichts mehr zu tun haben, sie möchten sich nicht mehr daran erinnern müssen. Sie möchten wieder unbeschwert sein, können es aber nicht.

Verbitterte Menschen merken natürlich auch, dass ihr Verhalten nicht wirklich zielführend ist. Sie erleben nun plötzlich Seiten an sich, die sie nicht für möglich gehalten hätten: Eigentlich halten sie sich für einen friedlichen Menschen, und jetzt fühlen sie diese Aggression.

Ich bin von meinen Aggressionsfantasien richtig besessen.
Ich will doch gar nicht mehr. Ich kann aber nicht anders.
Ich hasse mich selbst.

(Nachricht einer Betroffenen)

4 Was kann ich selbst gegen meine Verbitterung tun?

Es ist schlimm genug, wenn jemand seinen Arbeitsplatz verliert. Geradezu eine doppelte Bestrafung wäre es, wenn diese Person dann auch noch um den Schlaf gebracht wird oder ihre Freunde verliert. Wem Schlimmes widerfahren ist, verdient es nicht, dass es ihm danach auch noch dauernd schlecht geht. Dagegen sollte etwas unternommen werden.

Wenn Sie als Betroffener oder Betroffene diesen Ratgeber lesen, haben Sie allein damit schon einen wichtigen Schritt in die richtige Richtung getan. Sie hatten dann wahrscheinlich zumindest schon einmal die Empfindung, dass Verbitterung nichts Gutes ist. Damit ist Ihr Blick bereits geweitet. Es geht nicht mehr nur darum, sich mit dem kritischen Lebensereignis und der erlittenen Ungerechtigkeit auseinanderzusetzen, nein es geht auch darum, sich selbst wieder aus der Verbitterungsfalle zu befreien.

Wie oben bereits beschrieben, sollte man sich unbedingt vor Augen halten, dass Verbitterungsgefühle dazu führen, dass Betroffene sich in sich selbst verschließen und sich von anderen abkapseln. Wenn andere Menschen auf sie zu gehen, um ihnen zu helfen, dann kann es sein, dass diese Hilfsangebote eher harsch zurückgewiesen werden. Das macht die Situation nicht besser. Dennoch zeigt sich immer wieder, dass es ganz wichtig bzw. ein erster Schritt hin zu einer Lösung ist, über das Vorgefallene mit anderen zu reden. Dazu gehört auch, zu beschreiben, was genau vorgefallen ist. Auch die eigenen Gefühle einmal unverstellt wahrzunehmen und zu akzeptieren, ist von großer Bedeutung. Und natürlich ist es wichtig, einmal darüber nachzudenken, wie es weitergehen kann. All dies kann besser gelingen, wenn eine andere Person zuhört.

Mit anderen Menschen über das Problem zu reden, kann dazu führen, dass diese gelegentlich auch zusätzliche Gesichtspunkte mit einbringen. Ein guter Rat kann nicht schaden. Allerdings erleben viele Betroffene, dass die gut gemeinten Ratschläge der anderen häufig am Thema vorbeigehen. Wenn beispielsweise der eigene Partner einen gekränkt und verlassen hat, dann lässt

Einige Anregungen für den Umgang mit Verbitterungsgefühlen

- Halten Sie Kontakt zu Menschen, die Ihnen wohlgesinnt sind.
- Beschreiben Sie für sich selbst und für andere sachlich und sehr detailliert, was abgelaufen ist. Beschreiben Sie das Ereignis nicht in klagsamer Form.
- Tragen Sie die vielen eigenen Gefühle einmal zusammen und benennen Sie Ihre Gefühle genau.
- Überlegen Sie ganz konkret, wie es weitergeht, wenn es so weitergeht wie bisher.
- Überlegen Sie dann genauso konkret, wie es Ihrer Meinung nach weitergehen sollte.
- Ziehen Sie Bilanz: Was sind die Kosten des eigenen Verhaltens?
- Suchen Sie sich andere Menschen als Zuhörer.
- Nehmen Sie die Ratschläge anderer Menschen ernst, auch wenn Sie die Tipps für abwegig halten.
- Reagieren Sie nicht gleich sauer, wenn Ihnen die Ratschläge nicht gefallen.
- Erwarten Sie keine schnellen Lösungen.
- Haben Sie mit sich selbst etwas Nachsicht und Geduld.
- Notieren Sie sich genau, was eigentlich in Ihnen vorgeht, und lesen Sie dann einige Tage später nochmals Ihre Notizen mit einem selbstkritischen Blick durch.
- Sprechen Sie mit anderen oder sich selbst (laut) so oft über das Ereignis, bis Ihnen die Sache selbst überdrüssig wird.
- Gönnen Sie sich selbst etwas Gutes: Ihnen geht es schlecht, und daher haben Sie es verdient, zum Ausgleich etwas Gutes zu bekommen.
- Lassen Sie sich nicht hängen, denn dies könnte ggfs. die Person, die Ihnen Unrecht getan hat, noch freuen.
- Bleiben Sie realistisch und erwarten Sie nicht, dass die Person, die Ihnen Unrecht getan hat, etwas bereuen würde.
- Aktivieren Sie Ihre Weisheitskompetenzen (vgl. Kapitel 6).

es sich zwar leicht sagen, man solle sich doch einen neuen Partner suchen. Die erlittene Kränkung und das Unrecht sind damit aber noch lange nicht vom Tisch.

Als Betroffene bzw. Betroffener sollten Sie also von Gesprächen mit anderen Menschen nicht erwarten, dass diese schnelle Lösungen zur Hand haben. Sie sollten ihnen auch zugestehen, dass sie das vorliegende Problem mit seiner Tragweite gar nicht erfassen und manche Ratschläge völlig am Thema vorbeigehen. Trotzdem lohnt es sich, mit anderen über das eigene Erleben zu reden. Sie werden dadurch sozusagen dazu gezwungen, sich selbst zu erklären, was abgelaufen ist und was mit Ihnen los ist. Das ist der eigentlich hilfreiche Aspekt. Sie werden gezwungen, Ihre Gedanken zu ordnen, und dazu angeregt, sich selbst einmal von außen zu betrachten. Es gilt der Satz: „Wenn ich erst einmal jemand anderem erklärt habe, was los ist, dann habe ich es selbst endlich auch verstanden".

Mit anderen Menschen über das Vorgefallene zu reden, hat schließlich auch noch den Effekt, dass die Wiederholung der immer gleichen Geschichten irgendwann auch einem selbst geradezu langweilig werden kann. Je öfter und je länger Sie über etwas reden, was vorgefallen ist, desto mehr kühlen sich Ihre Emotionen ab. Das wiederholte Reden über einen bestimmten Sachverhalt hat also selbst schon eine therapeutische Wirkung.

Eine Methode der Emotionsabkühlung kann auch darin bestehen, sich genau aufzuschreiben, was passiert ist. Auch dies zwingt Sie dazu, den Kopf einzuschalten: Schreiben geht langsam, Sie müssen nachdenken, ggfs. korrigieren und einen zusammenhängenden Ablauf in die Geschichte bringen. Sie könnten einen solchen Bericht dann auch einer anderen Person zum Lesen geben. Manchmal versteht die andere Person dann sogar besser, was Sie bedrückt, als wenn Sie über das Ereignis nur emotional erregt berichten. In vielen Studien konnte schon gezeigt werden, dass Menschen schlimme Erfahrungen verarbeiten konnten, indem sie diese aufgeschrieben haben. Diese Methode wird auch von Psychotherapeuten immer wieder einmal angewandt.

Personen mit einer Verbitterungsstörung suchen die Lösung der Probleme zu Recht erst einmal nicht bei sich, sondern bei anderen Personen und/oder äußeren Umständen. Trotzdem sollte man hier realistisch bleiben: Es ist nicht sinnvoll, zu erwarten, dass die Person, die einem Unrecht getan hat, sich ändert, entschuldigt, etwas zurücknimmt oder sich schämt. Darauf zu warten, dass andere aktiv werden oder dass sich der Aggressor gar entschuldigt, erscheint wenig zielführend zu sein. Hier kann man dann wahrscheinlich lange warten.

Es ist auch wenig hilfreich, in der eigenen Verletztheit zu „baden" nach dem Motto: „Die sollen ruhig mal sehen, was sie angerichtet haben!" Auch das wird eher selten eintreffen und führt nur dazu, dass man sich selbst schlecht fühlt. Manche Betroffene meinen auch, dass andere es als Eingeständnis dafür sehen könnten, dass alles doch gar nicht so schlimm war, wenn sie mit dem erlebten Ereignis abschließen würden. Dies ist ein Missverständnis: Fähig zu sein, mit einem negativen Erlebnis abschließen zu können, heißt nicht, dass das Erlebte nicht schlimm war. Vor Augen führen sollte man sich auch, dass man der Person, die einem Unrecht getan hat, durch das eigene Leiden sogar die Möglichkeit gibt, einem doppelt zu schaden. Haben Sie durch das Ereignis beispielsweise Ihren Arbeitsplatz oder Partner verloren, sind Sie doppelt gestraft, wenn Sie nun auch noch Schlafstörungen und Probleme mit Freunden haben oder viel Geld durch einen Rechtsstreit verlieren. Eine solche Macht sollte der Aggressor nicht über Sie erlangen. Der erlittene Schaden wurde in der Vergangenheit verursacht, daran lässt sich nichts mehr ändern. Welches Ausmaß das Ereignis weiterhin in Ihrem Leben einnimmt bzw. welchen Einfluss der Schaden weiterhin hat, darüber können Sie selbst entscheiden.

Es hat auch keinen Sinn, in seinem Leid zu verharren. Der Einzige, der wirklich leidet, sind Sie selbst, während alle anderen fröhlich ihrer Wege gehen. Das eigene Leid bringt keine Punkte. Sie müssen nicht leiden, um der Welt zu zeigen, was sie Ihnen angetan hat. Das interessiert am Ende sowieso niemanden. Schon gar nicht lohnt es sich, verbrannter Erde auch noch das eigene Glück hinterherzuwerfen. Die Kosten des erlittenen Unrechts sind schon hoch genug. Hier sollten Sie keine weiteren Kosten drauflegen, die nur Sie selbst bezahlen müssen.

Es lohnt sich auch nicht, auf Wunder zu warten, die gibt es nur selten. Man kann von „Übeltätern“ sicher nicht erwarten, dass sie plötzlich nette Menschen werden. Tote stehen nicht wieder auf, und weggelaufene Partner kommen nicht mehr zurück. Würde man sie denn überhaupt wieder zurückhaben wollen?

Schließlich ist es auch nicht verkehrt, ein wenig Selbstfürsorge zu betreiben: Wem es schlecht geht, der verdient zum Ausgleich und zur Gerechtigkeit etwas Gutes. Wenn es sonst keiner macht, dann tun Sie doch selbst für sich etwas. Auch Schuhe, die Sie sich kaufen, können schön sein. Statt das Geld aufgrund eines 10 cm falsch gesetzten Gartenzaunes in wenig erfolgversprechende juristische Kämpfe zu investieren, könnten Sie sich auch eine Gartenschaukel kaufen, in der Sie entspannt Ihren Garten genießen können.

Aus all dem folgt, dass Sie selbst das Heft in die Hand nehmen müssen, damit sich die Situation bessert. Am Ende ist jeder seines Glückes Schmied und für sich selbst und das, was er macht, verantwortlich. Sie sollten sich dabei nicht von Ihrer Verbitterung leiten lassen, denn diese führt, wie oben dargestellt, letztlich nur zur *Selbstzerstörung*.

Alle diese Empfehlungen klingen so selbstverständlich und banal. Dennoch sind sie oft schwer umzusetzen: Weil Sie wissen, welches Verhalten eigentlich richtig wäre, Sie es dennoch (im Moment) nicht schaffen, sich so zu verhalten, könnte es sogar sein, dass Sie diese „Ratschläge" als „Nackenschläge" erleben und Ihre Hoffnungslosigkeit dadurch noch steigt. So ist das oft im Leben. Man denke nur an die guten Vorsätze bezüglich Sport, gesunder Ernährung, Hobbys usw. Wenn wir alles täten, was wir für richtig halten, ginge es uns ja gut.

Verbitterung leistet Widerstand und hindert uns daran, das zu tun, was sinnvoll wäre. Sie ist wie ein Virus, der das Immunsystem lahmlegt. Daher bedarf es manchmal weiterer Ansätze: An die Stelle einer verbitterten Reaktion muss eine „clevere" Reaktion treten. Dazu gehört, sich auf Weisheitskompetenzen zu besinnen, die jeder Mensch hat, um schwierige Probleme zu lösen. Wenn Sie in einem Problem feststecken, dann ist Weisheit mehr denn je gefragt. Cleverness bedeutet in diesem Sinne die konsequente Anwendung aller zur Verfügung stehenden Weisheitskompetenzen.

5 Weisheit

5.1 Weisheit als Problemlösefähigkeit

Weisheit ist eine Fähigkeit, die jedem Menschen zu eigen ist, wenn auch in unterschiedlichem Ausmaß. Weisheit ist nötig, um schwierige Probleme verarbeiten zu können.

Merke: Weisheit

Verkürzt gesagt ist Weisheit die Fähigkeit, unlösbare Probleme zu lösen. Weisheit hilft, in schwierigen Lebenssituationen eine bestmögliche Lösung zu finden, in wichtigen Lebensfragen gute Urteile zu fällen und bei unauflöslichen Problemen trotzdem angemessene Bewältigungsstrategien zu finden. Somit hilft Weisheit dabei, mit Stress und Konflikten umzugehen.

Jeder Mensch stößt tagtäglich auf verschiedenste unlösbare Probleme. Die Frage, ob man beispielsweise bei seinem kranken Kind zu Hause bleiben oder doch zur Arbeit gehen sollte, oder die Frage, ob man den teuren Bio-Orangensaft statt des preiswerten Billigsaftes kaufen sollte, können unlösbare Probleme sein. Gibt es wirklich relevante Unterschiede im Inhalt der Saftkartons, oder bezahlt man nur das Etikett? Ist einem Geld oder die Umwelt wichtiger? Will man seine Gäste beeindrucken oder nicht? Letztlich gibt es keine eindeutige Lösung. Dies gilt erst recht, wenn es um wichtige Lebensfragen geht: Soll man Single bleiben oder lieber heiraten? Soll man Kinder bekommen, einen bestimmten Beruf ergreifen oder den Wohnort wechseln? Auch hier gibt es keine einfachen Antworten, obwohl ggfs. das ganze weitere Leben von solchen Entscheidungen abhängt. Und wie verhält man sich erst bei nicht revidierbaren Problemen? Der Tod eines Menschen, die Untreue eines Partners oder die Kündigung eines Arbeitsplatzes sind nicht mehr zu ändern. Selbst wenn der Partner wieder in die Beziehung zurückkehrt, bleibt die Untreue bestehen.

Alle diese kleinen oder großen Dilemmata erfordern Weisheit, um optimale Lösungen und das „Richtige" für einen selbst und für andere zu finden. Die Weisheit ist somit eine Problembewältigungsfähigkeit, die uns tagtäglich begleitet.

Die psychologische Forschung hat gezeigt, dass es einen Zusammenhang zwischen Lebenszufriedenheit und Weisheit gibt:

- Weisheit hat einen größeren Einfluss auf das Wohlbefinden als Gesundheit, sozioökonomischer Status, die finanzielle Situation, Umwelt oder soziales Engagement.
- Weisheit schützt vor negativen Folgen von Lebensbelastungen.
- Weise Menschen können sich besser von Negativerfahrungen in der Vergangenheit lösen.
- Weisheit ist das Gegenteil von rigide, verbohrt und selbstsüchtig.
- Weisheit ermöglicht auch, besser mit anderen Menschen klarzukommen und im Konfliktfall allseits verträgliche Kompromisse zu finden.

5.2 Weisheit gegen Verbitterung

Da verbitterte Menschen in schwierigen Lebensproblemen gefangen sind, liegt es nahe, auf Weisheitskompetenzen zurückzugreifen, wenn man nach Lösungen und Auswegen sucht. Zunächst sollte daher geklärt werden, was es genau mit dem auslösenden Ereignis auf sich hat. Was war die „eigentliche" Ursache, die dazu geführt hat, dass die Betroffene bzw. der Betroffene so reagieren musste? Dass etwas Schlimmes passiert ist oder die Person angegriffen wurde, erklärt noch nicht, was zu einer so langanhaltenden Verbitterung geführt hat.

Klären Sie also im ersten Schritt einmal vorbehaltlos und ehrlich, was zu welchem Zeitpunkt wo und wie passiert ist. Was genau hat „das Fass zum Überlaufen gebracht" oder „Ihnen das Herz gebrochen"? So lässt sich beispielsweise aus der bloßen Feststellung, dass Ihre Partnerin Sie verlassen hat, noch nicht erkennen, was das „wahre" Problem ist und was Sie „wirklich" als ungerecht erleben. Ist das Gefühl der Verbitterung dadurch entstanden, dass die Trennung ohne Vorwarnung kam, dass Sie selbst nicht gefragt wurden, dass nun auch noch Ihr Geld weg ist, dass Sie mit Vorwürfen konfrontiert wurden oder dass die Nachbarn über Sie reden? Hierauf mag es Antworten geben, die Ihnen selbst nicht gefallen.

Im nächsten Schritt sollten Sie eine Bestandsaufnahme dazu machen, welche Probleme die anhaltende Verbitterung mit sich bringt. Dazu zählen die wiederkehrenden Erinnerungen an das Erlebnis, das Leiden unter den Erinnerungen, dic Art der quälenden Emotionen, das Rückzugsverhalten oder auch die Kosten des bisherigen Kampfs. Es ist eine nüchterne Kostenaufstellung erforderlich. Diese kann schmerzhaft sein und neue negative Gefühle auslösen wie beispielsweise Scham. Eine solche Bestandsaufnahme ist aber trotzdem geboten.

Eine Vielzahl von verbitterten Menschen haben Fantasien von Rache und Aggression. Dies ist vollkommen normal. Dabei kann, abhängig vom Fall, die Intensität von einfachen Aggressionsfantasien bis hin zu ausformulierten Mordgedanken reichen. Man mag verbittert sein, wie man will, ein Mörder ist man dennoch nicht, und dumme Dinge möchte man auch nicht machen. Wenn man vor sich selbst zugibt, welche „Mördergrube" man im Herzen trägt, und sich das auch einmal offen eingesteht, dann kann das Druck von einem nehmen. Denken und träumen darf man ruhig einmal, auch Boshaftigkeiten. Die dabei aufkommende innere Freude kann man sich durchaus gönnen. Das heißt deshalb noch lange nicht, dass man seine Fantasien in die Tat umsetzt.

Schließlich bleibt noch die Frage, wie man aus der ganzen Misere wieder herauskommt. Hierbei hilft Weisheit. Weisheit war und ist Thema verschiedener Religionen oder auch der Philosophie. In diesem Ratgeber geht es allerdings um die Ergebnisse der psychologischen Weisheitsforschung. Die Forschung hat etwa ein Dutzend Weisheitsdimensionen herausgearbeitet. Dazu gehört ein spezieller Blick auf die Welt, auf andere Menschen, auf die eigene Person, auf das eigene Erleben und auf die Zukunft. Tabelle 1 gibt eine Übersicht über die wichtigsten Weisheitskompetenzen.

Tabelle 1: Dimensionen der Weisheit und Weisheitskompetenzen

Blick auf die Welt	1. *Fakten- und Problemlösewissen:* Generelles und spezifisches Wissen über Probleme und Problemkonstellationen, Wissen darüber, was Probleme konstituiert und welche Möglichkeiten der Problemlösung es gibt. 2. *Kontextualismus:* Wissen um die zeitliche und situative Einbettung von Problemen und die zahlreichen Umstände, in die ein Leben eingebunden ist. 3. *Werterelativismus:* Wissen um die Vielfalt von Werten und Lebenszielen und die Notwendigkeit, jede Person innerhalb ihres Wertesystems zu betrachten, ohne dabei die eigenen Werte aus dem Auge zu verlieren.

Tabelle 1: Fortsetzung

Blick auf andere Menschen	4. *Perspektivwechsel:* Fähigkeit zur Beschreibung eines Problems aus der Sichtweise verschiedener daran beteiligter Personen. 5. *Empathie:* Fähigkeit, sich in das emotionale Erleben einer anderen Person hineinversetzen zu können.
Blick auf die eigene Person	6. *Selbstdistanz:* Fähigkeit, die Wahrnehmungen und Bewertungen der eigenen Person aus der Sicht anderer Menschen erkennen und nachvollziehen zu können. 7. *Selbstrelativierung:* Fähigkeit, zu akzeptieren, dass man selbst nicht immer am wichtigsten ist und vieles nicht nach dem eigenen Willen läuft oder sich an den eigenen Interessen orientiert. 8. *Problem- und Anspruchsrelativierung:* Fähigkeit zur Bescheidenheit und zur Akzeptanz, dass die eigenen Probleme im Vergleich mit vielen Problemen der Welt nicht so wichtig genommen werden dürfen.
Blick auf das eigene Erleben	9. *Emotionswahrnehmung und Emotionsakzeptanz:* Fähigkeit zur Wahrnehmung und Akzeptanz eigener Gefühle. 10. *Emotionale Serenität und Humor:* Fähigkeit zur emotionalen Ausgeglichenheit, Fähigkeit dazu, sich nicht von Emotionen mitreißen zu lassen, zur Steuerung der eigenen Emotionen nach Situationserfordernissen, sowie die Fähigkeit, sich selbst und die eigenen Schwierigkeiten mit Humor zu betrachten.
Blick auf die Zukunft	11. *Nachhaltigkeit:* Wissen um negative und positive Aspekte jedes Geschehens und Verhaltens, um die Unterscheidung zwischen kurz- und langfristigen Konsequenzen und um die vielen widersprüchlichen Folgen. 12. *Vergangenheitsabkehr und Vergebung:* Fähigkeit, Dinge auf sich beruhen zu lassen, das, was geschehen ist, hinzunehmen, wie es nun einmal ist, und sich selbst von dem Zwang zu befreien, nachtreten zu müssen. 13. *Ungewissheitstoleranz:* Wissen um die dem Leben inhärente Ungewissheit bezüglich Vergangenheit, Gegenwart und Zukunft.

Jede dieser Weisheitsdimensionen beschreibt einen Teilaspekt von Weisheit und einen speziellen Blickwinkel. Im Folgenden soll näher ausgeführt werden, was im Einzelnen darunter zu verstehen ist und wie jede Dimension ihren Teil zu einer Problemklärung und -bewältigung beitragen kann. Diese Beschreibung ist so gehalten, dass sie zugleich auch als Anregung für Sie dienen soll, sich im Sinne einer Selbsthilfe einmal dazu Ihre eigenen Gedanken zu machen.

6 Weisheitskompetenzen bei der Problembewältigung nutzen

Wie mittels Weisheit an Probleme herangegangen werden kann, soll im Folgenden anhand von zwei Fallbeispielen illustriert werden, die auf wahren Fällen beruhen. Im Anschluss wird dargestellt, wie einzelne Weisheitskompetenzen genutzt werden können, um mit Ereignissen abschließen zu können, die völlig inakzeptabel und nicht wiedergutzumachen sind.

Fallbeispiel: Untreue

Es gibt Geschichten, von denen denkt man, dass sie nur in Hollywoodfilmen vorkommen. Frau U. wollte heiraten. Es war alles vorbereitet. Es stand eine große Feier an. Die Familie, Freunde, Bekannte und auch Nachbarn waren eingeladen. Es wurde auch finanziell an nichts gespart. Am Abend vor der Trauung überrascht Frau U. dann aber ihren zukünftigen Ehemann im Bett im intimen Kontakt mit ihrer besten Freundin und Trauzeugin.

Der weitere Ablauf ist tragisch. Die Hochzeit wird abgesagt. Alle Hoffnungen und Wünsche für die gemeinsame zukünftige Beziehung lösen sich im Nichts auf. Frau U. ist zutiefst gekränkt durch diesen unglaublichen Vertrauensbruch, nicht nur seitens des Beinahe-Ehemanns, sondern auch der Freundin. Die finanziellen Aufwendungen für die Hochzeit müssen abgeschrieben werden. Frau U. ist das Tagesgespräch in ihrem Bekanntenkreis und auch in der Nachbarschaft. Sie kann sich nirgendwo mehr sehen lassen. Sie zieht sich innerlich zerstört und verbittert zurück. Sie bricht auch die Beziehung zu sonstigen Freunden und Bekannten ab. Sie nimmt erst recht keine Beziehung mehr zu anderen Männern auf. Sie lebt über die Folgejahre hinweg isoliert. Ständig drängen sich ihr Erinnerungen an ihre Schande auf, an die Demütigung und den Vertrauensbruch. Auch Jahre später noch kocht es innerlich in ihr, wenn solche Erinnerungen in ihr hochkommen. Wenn sie andere Paare sieht, wird ihr eng ums Herz. Sie hat nachts Träume, wie sie ihren Beinahe-Ehemann mit dem Küchenmesser erstechen könnte. Selbst nach mehreren Jahren grübelt sie immer noch, was sie tun kann, um ihn öffentlich bloßzustellen oder Rache zu üben. Sie wird schließlich in einem desolaten Zustand in eine psychosomatische Klinik aufgenommen.

Fallbeispiel: Vereinsvorsitz

Herr V. ist der Gründer eines Vereins. Er hat in diesen Verein sehr viel investiert, Zeit, Arbeitskraft, Geld und Herzblut. Herr V. ist der Vorsitzende, sein Stellvertreter ist ein guter Freund von ihm. Beide schaffen es, dass sich der Verein positiv entwickelt. Damit treten auch neue Mitglieder ein.

Bei einer Mitgliederversammlung ist der Vorstand neu zu wählen. Ohne dass Herr V. davon etwas geahnt hätte, stellt sich sein Freund als Vorsitzender zur Wahl und wird von der Mehrheit auch gewählt. Es wird erkennbar, dass sein angeblicher Freund und Co-Vorsitzender bereits seit längerem hinter seinem Rücken an dieser Wahl gearbeitet hat. Herr V. erlebt dies als hinterhältig und als Vertrauensbruch. Er erlebt es als große Ungerechtigkeit, dass er einfach abserviert wird, nachdem er den Verein gegründet und aufgebaut hat und für „seinen" Verein so viel getan hat. Herr V. ist zutiefst enttäuscht, gekränkt und verbittert. Er erklärt noch bei der Mitgliederversammlung seinen Austritt aus dem Verein. Er weigert sich, die in seiner Hand befindlichen Vereinsunterlagen herauszugeben, weshalb ein für ihn kostspieliges Gerichtsverfahren folgt, in dem er zur Herausgabe verurteilt wird. Da seine sozialen Kontakte im Wesentlichen aus Vereinsmitgliedern bestanden, stand er plötzlich ohne Freunde und Bekannte da. Er unternimmt nichts, um sich neue Kontakte zu suchen. Seine schlechte Stimmung lässt auch zu Hause nicht nach, sodass es zu erheblichen familiären Problemen kommt. Er „badet" in Fantasien, dass er das Vereinsheim anzünden könnte. Wegen seiner Unleidlichkeit und seinem Missmut kommt es auch am Arbeitsplatz zu Problemen. Er lässt sich krankschreiben und wird schließlich von der Krankenkasse gezwungen, sich einer stationären psychosomatischen Rehabilitationsbehandlung zu unterziehen.

Im Folgenden sollen diese beiden Lebensprobleme unter Anwendung von Weisheitskompetenzen näher beleuchtet werden.

6.1 Fakten- und Problemlösewissen – Was ist eigentlich los?

Wenn man mit einem Lebensproblem zu kämpfen hat, sollte man sich im ersten Schritt klarmachen, was geschehen und wie es eigentlich abgelaufen ist. Wie sollte man ein Problem lösen, wenn man es nicht durchschaut? Dabei ist es wichtig, sich darüber bewusst zu sein, dass immer viele Faktoren bei der Entstehung eines Problems zusammenwirken bzw. einen Einfluss haben.

Es ist daher weise, zunächst einen Schritt zurückzutreten und mit nüchternem Blick eine Bestandsaufnahme zu machen und zu beschreiben, wie die Sachlage ist. Dies klingt einfach, ist aber extrem schwierig, wenn man verbittert und in seinen Emotionen gefangen ist. Insbesondere Menschen, die verletzt sind, möchten bestimmte Dinge gar nicht wahrnehmen, weil ihnen schon die Erinnerung daran wehtut. Beim Fakten- und Problemlösewissen geht es darum, zu klären, wie das Problem überhaupt ausgelöst wurde und welche Personen daran beteiligt sind. Sie sollten sich also mit der Frage beschäftigen, was genau eigentlich abgelaufen ist:

- Welche Personen sind beteiligt?
- Wann, in welcher Minute und welcher Situation hat es Ihnen das Herz gebrochen?
- Was genau schmerzt Sie so?
- Gibt es Zeugen des Ereignisses?
- Wie stellt sich die Situation aus Sicht unbeteiligter Betrachter dar?
- Was geschah vorher? Wie war der Vorlauf des Ganzen?
- Seit wann haben sich die Probleme wie abgezeichnet und weiterentwickelt?
- Wie sind die sachlichen Rahmenbedingungen – juristisch, strukturell, materiell, personell?
- Wie reagierten im weiteren Verlauf alle Beteiligten?
- Hängen die jetzigen Probleme mit dem ursprünglichen kritischen Ereignis oder eher den anschließenden Handlungen aller Beteiligten zusammen?
- Wer ist inzwischen noch involviert, der möglicherweise am Anfang noch gar nicht beteiligt war?
- Wie beeinflusst das kritische/kränkende Lebensereignis Ihr Leben?
- Welche Lebensbereiche sind davon beeinflusst?

Es gibt noch viele ähnliche Fragen, die zunächst einmal zu beantworten sind. Zum Fakten- und Problemlösewissen gehört es auch, zunächst einmal nüchtern die gegebenen Handlungsoptionen zu betrachten. Es gibt nicht die eine Lösung, die durch ein bestimmtes Vorgehen erreicht werden kann. Beim Lösen schwieriger Lebenslagen sind viele Faktoren zu berücksichtigen und viele Maßnahmen zu bedenken. Folgende Fragen könnten Sie sich stellen:

- Wie könnte ich das Problem möglichst effektiv bewältigen?
- Kann man auf juristischem Wege etwas erreichen?
- Gibt es andere Menschen, die mir helfen können? Falls ja, wie und bei was genau?
- Kann ich selbst direkten Kontakt zum Verursacher des Problems aufnehmen?
- Welche Handlungsmöglichkeiten gibt es (von aggressiv bis freundlich)?
- Welche Ziele (Geld, Entschuldigung, Zurücknahme des Ereignisses etc.) will ich eigentlich genau erreichen?
- Was kostet mich welche Strategie und wie gut sind die Erfolgsaussichten?
- Was kann ich auch selbst unmittelbar für mein eigenes Wohlbefinden tun?

Auch in Bezug auf die Handlungsoptionen gilt es viele unterschiedliche Aspekte und mögliche Antwortalternativen zu betrachten.

Fallbeispiel: Untreue (Forts.)

Frau U. sollte sich zunächst einmal der Fakten vergewissern: Wie lange kannte sie schon ihren zukünftigen Ehemann? Haben sie schon zusammengelebt und hatten sie möglicherweise bereits über lange Zeit hinweg sexuelle Kontakte? Wie lange kennen sich die Freundin von Frau U. und der Freund bereits? Wie lange kennt Frau U. ihre Freundin schon? Warum bezeichnet man die Freundin als Freundin? Wie reagieren die Familie, Freunde und Bekannte tatsächlich? Wer steht weiterhin zu Frau U.? Wie könnte Frau U. ihre Sicht der Dinge im Bekanntenkreis streuen? Es gibt aber auch sehr profane Fragen, die es zu beantworten gilt: Wie viel Geld hat die Hochzeitsvorbereitung gekostet und wer bleibt ggfs. auf den Kosten sitzen? Gibt es eine gemeinsame Wohnung und wo könnte Frau U. oder ihr Freund hin, wenn einer der beiden ausziehen müsste? Was findet Frau U. am schlimmsten an der ganzen Sache, das Verhalten des Freundes, der Freundin, die öffentliche Bloßstellung, das Geld oder etwas

> anderes? Sind alle Männer untreu? Was könnte sie bei einem anderen Mann anders machen?

Wie Sie sehen, ist die sachliche Beschreibung des Geschehens nicht mit einem Satz erledigt. Man muss auf viele unterschiedliche Punkte achten.

> **Fallbeispiel: Vereinsvorsitz (Forts.)**
>
> Im Fall von Herrn V. ist zunächst einmal ein Blick in die Vereinssatzung erforderlich. Wie wird der Vereinsvorsitzende gewählt? Auf welche Dauer und mit welchem Quorum? Ist die Wahl korrekt abgelaufen? Sind die neuen Mitglieder auf korrektem Weg in den Verein aufgenommen worden? Was macht den neuen Vorsitzenden für die Mitglieder attraktiver? Welche Rechte und Pflichten hat Herr V. als ehemaliger und nun abgewählter Vorsitzender? Welche neuen Rollen gibt es zukünftig im Verein? Ist bekannt, welche Mitglieder den neuen Vorsitzenden gewählt haben oder Herrn V. die Stimme gegeben haben? Mit welchen Vereinsmitgliedern könnte Herr V. weiterhin zusammenarbeiten? Gibt es zukünftig vielleicht die Möglichkeit einer Wiederwahl? Was kann Herr V. tun, um im Interesse des Vereins, an dem ihm ja viel liegt, den neuen Vorstand zu unterstützen? Gibt es andere ähnliche Vereine, in die Herr V. ggfs. eintreten könnte und in denen er sein Hobby weiter pflegen kann?

Auch im Beispiel von Herrn V. gibt es viele Sachfragen, die zunächst einmal aufgelistet und dann, ggfs. mit Unterstützung durch eine andere Person, möglichst detailliert beantwortet werden sollten.

> **Merke**
>
> Wenn man ein schwieriges Problem lösen will ist es weise, sich zunächst die gegebenen Fakten anzusehen.

6.2 Kontextualismus – Welche Bedingungen spielen hier mit?

Aus der Faktenbeschreibung ergibt sich, dass das kritische bzw. kränkende Lebensereignis in konkrete Umstände eingefügt ist. Wenn Sie mit einem Lebensproblem zu kämpfen haben, dann ist es wichtig zu klären, welche Rahmenbedingungen dazu führen, dass Sie die Ereignisse und Abläufe so bewerten und erlebt haben. Wie wären sie unter anderen Bedingungen zu bewerten? Was wäre, wenn? Die Beantwortung dieser Frage hilft, das Eigentliche oder Wesentliche eines Problems zu erkennen und von Nebenaspekten zu trennen. Mit Kontextualismus ist gemeint, dass die Bewertung vieler Dinge vom Umfeld, also dem Kontext abhängt. Dass bestimmte Situationen genau so ablaufen, wie sie es tun, hängt von vielen Rahmenbedingungen ab. Je nachdem, in welcher Lage oder welchem Kontext man sich befindet, ändern sich nicht nur die Abläufe, sondern insbesondere auch die Bewertungen von Ereignissen.

Wenn jemand in einem Bewerbungsgespräch oder von Freunden gefragt wird, ob er Englisch spricht, dann hat das Eingeständnis, dass man bestenfalls radebrechen kann, eine sehr unterschiedliche Bedeutung. Die Einschätzung und Bewertung der Fähigkeit, Englisch sprechen zu können, kann sich in einem Bewerbungsgespräch zudem sehr unterschiedlich darstellen, je nachdem, ob es um die Besetzung der Position einer Führungskraft geht oder die eines Sachbearbeiters, ob eine Firma wirtschaftlich gut aufgestellt oder vom Konkurs bedroht ist oder ob der Personalchef schlechte Laune aufgrund der geringen Bewerberauswahl oder aufgrund häuslicher Probleme hat.

Fallbeispiel: Untreue (Forts.)

Im Fall von Frau U. ist aufbauend auf der Sachklärung zur Bewertung des Vorfalls von Bedeutung, unter welchen Bedingungen der Untreueakt stattfand. Waren die Beteiligten alkoholisiert? Wenn sie es nicht waren, könnte Frau U. trotzdem überlegen, wie sie reagieren würde, wenn sie wüsste, dass beide tatsächlich volltrunken waren. Würde die Situation sie dann genauso verletzen? Wie wäre das Ganze zu beurteilen, wenn sie selbst schon viele Intimkontakte gehabt hätte oder sie mit dem Partner auch schon einmal in einem Swingerclub gewesen wäre? Was wäre, wenn die

Hochzeit ohne Familie in Las Vegas geplant gewesen wäre? Was ist also das eigentlich Inakzeptable? Der Sexualkontakt, der Verstoß gegen Moralregeln, die Überraschung, die Reaktion der Familie usw.?

Fallbeispiel: Vereinsvorsitz (Forts.)

Die Bedeutung der Abwahl von Herrn V. als Vorsitzenden hängt natürlich auch vom Kontext ab. Er kann sich fragen, ob dies die einzige hervorgehobene Position in seinem Leben ist. Würde er auch so reagieren, wenn er parallel noch im Vorstand weiterer Vereine wäre oder wenn man ihn zum stellvertretenden Vorsitzenden gewählt hätte? Welchen Unterschied würde es machen, wenn Herr V. sich vorstellt, keine Freunde außerhalb des Vereins zu haben oder aber über ein großes soziales Netz außerhalb des Vereins zu verfügen? Was halten die Familie oder Freunde von der Vereinsaktivität? Was wäre, wenn sich die Partnerin von Herrn V. darüber freuen würde, dass mit den Vereinsaktivitäten nun endlich Schluss ist? Oder was wäre, wenn die Partnerin von Herrn V. selbst auch im Verein aktiv wäre?

Merke

Wenn man ein schwieriges Problem lösen will, ist es weise, sich erst einmal die Rahmenbedingungen anzuschauen.

6.3 Werterelativismus – Worum geht es überhaupt?

Wenn Sie sich bewusst machen, welche konkreten Umstände die Bedeutung des Vorgefallenen mitbestimmen, dann ergibt sich daraus natürlich auch die Einsicht, dass der Vorfall unter anderen Rahmenbedingungen möglicherweise anders zu gewichten wäre und dass Sie das gleiche Ereignis aus verschiedenen Perspektiven auch unterschiedlich bewerten können. Mit Werterelativismus ist gemeint, akzeptieren zu können, dass sich die gleiche Situation aus der Sicht anderer Personen anders darstellen kann. So können andere Menschen andere Sichtweisen und Werte haben, als man selbst, ohne dass feststellbar wäre, wer „recht hat". Menschen in unterschiedlichen Kulturen oder Situationen haben verschiedene Wertvorstellungen. Muss eine Frau verhüllt sein oder darf sie sich nackt zeigen? Darf man ein großes Auto fahren oder ist nur die Nutzung der Straßenbahn korrekt? Jeder hat seine Meinung und würde es sich nicht gefallen lassen, wenn andere ihn zwingen wollten, die eigene Einstellung aufzugeben und sich der Weltanschauung des anderen anzuschließen. Man kann bei politischen Debatten im Fernsehen beobachten, was geschieht, wenn unterschiedliche politische Meinungen, Wertvorstellungen und Weltanschauungen „verbittert" aufeinanderprallen. Da kommen Emotionen auf: Menschen, die ansonsten wissen, wie man sich zu verhalten hat, werden laut und aggressiv und benehmen sich daneben. Das ist das Gegenteil von Werterelativismus.

Werterelativismus meint nicht, die eigene Weltsicht und Wertvorstellungen aufzugeben oder gar eine andere Weltsicht oder andere Wertvorstellungen anzunehmen oder Werte grundsätzlich in Frage zu stellen. Es geht darum, zu akzeptieren, dass es verschiedene Werte gibt, diese wahrzunehmen, damit umgehen zu können und es nicht als persönlichen Angriff zu nehmen, wenn eine andere Person die eigene Weltanschauung nicht teilt oder sogar hinterfragt. Dies fällt vielen Menschen sehr schwer: Statt friedlich miteinander umzugehen, neigen viele Menschen dazu, in einem solchen Fall einen Streit oder sogar einen Krieg zu beginnen. Vergleichbar mit Werterelativismus wäre auch, wenn jemand stolz darauf ist, als Muttersprache Deutsch zu sprechen, und dennoch auch Englisch und Französisch für ganz wunderbare Sprachen hält. Eine solche Einstellung ist nicht selbstverständlich, wie sich immer wieder zeigt, wenn es in Konferenzen darum geht, welche Sprache benutzt werden darf.

Fallbeispiel: Untreue (Forts.)

Für Frau U. ist Treue und Monogamie ganz offenbar ein großer Wert. Es gibt viele Menschen, die das genauso erleben, und Kulturen, in denen das eine hochrangige Moralregel ist. Es gibt aber auch Menschen, die Monogamie als Einengung erleben, und Kulturen, in denen es selbstverständlich ist, viele Sexualpartner zu haben. Unterschiedliche Wertvorstellungen finden sich auch schon innerhalb Deutschlands. Was in einer Berliner Disco gilt, kann andernorts sehr kritisch gesehen werden.

Welche Moral ist korrekt? Keine, alle sind korrekt. Dies gilt es sich bewusst zu machen. Man könnte vermuten, dass der Verlobte von Frau U.

andere Moral- und Beziehungsvorstellungen hat als die Betroffene selbst. Beide haben ihre Weltanschauungen. Von außen betrachtet kann man nicht sagen, dass die eine Weltsicht besser oder richtiger ist als die andere.

Das bedeutet nicht, dass man die eigenen Wertvorstellungen deswegen relativieren muss. Allerdings ist es hilfreich, sich über die Werte des Partners Gedanken zu machen, wenn man eine Beziehung eingehen will. Zu glauben, man könne sie schon noch ändern, ist eine Illusion.

Fallbeispiel: Vereinsvorsitz (Forts.)

Auch im Vereinsleben hat jeder so seine Wertvorstellungen. Die können von anderen Mitgliedern in diesem Verein geteilt werden oder auch nicht. In einem anderen Verein kann sich dies wiederum ganz anders darstellen. In einem Verein kann die Kameradschaft im Vordergrund stehen. Dann gilt, dass man sich auf Mitglieder des Vereins verlassen können muss. Bei manchen Vereinen gilt dies für das ganze Leben: Treue, Verlässlichkeit und Transparenz unter Vereinsmitgliedern sind also sehr wichtig, Hinterhältigkeit und Intrigen wären völlig unvorstellbar. Andere Vereine sehen sich eher als Interessengemeinschaften, in denen jeder versucht, seinen eigenen Vorteil zu finden. Konrad Adenauer meinte einmal, Feinde seien nicht so schlimm wie Parteifreunde.

Es ist also durchaus legitim, dass der einen Person die Position als Vereinsvorsitzender, der anderen Person das Überleben des Vereins und dem Dritten ein bestimmtes Vereinsziel wichtig ist. Dies kann sich durchaus widersprechen: Man sollte sich also fragen, ob man es akzeptieren kann, dass das eine Mitglied mit dem Verein ein soziales Ziel verfolgt (z. B. Fürsorge für Bedürftige) und das andere Mitglied im Verein ein profitorientiertes Wirtschaftsunternehmen sieht.

Merke

Wenn man ein schwieriges Problem lösen will, ist es weise, sich erst einmal zu überlegen, was wirklich wichtig ist.

6.4 Perspektivwechsel – Was denkt der andere sich eigentlich?

Das Thema des Werterelativismus weist bereits darauf hin, dass unterschiedliche Menschen unterschiedliche Sichtweisen auf die Welt haben. Dies gilt erst recht, wenn es um konkrete Situationen und Personen geht. Wenn man selbst gefragt wird, warum man in einer bestimmten Situation so gehandelt hat, dann wird man meist gute Gründe nennen können. Das gilt aber auch für andere Menschen, die anders handeln, als man selbst es tun würde. Wenn also jemand sich so verhalten hat, dass man es gar nicht verstehen kann, dann wäre es für eine Problemlösung sicher nicht falsch, erst einmal zu klären, wie sich das alles aus der Sicht des Gegenübers darstellt.

So selbstverständlich das erscheint, so schwer ist es. Menschen wünschen sich, dass andere so denken und fühlen wie sie selbst. Man projiziert also eigene Gedanken und eigenes Erleben in die anderen. Das kann nicht gut gehen.

Perspektivwechsel bedeutet, einmal in die Haut eines anderen Menschen zu schlüpfen und zu versuchen, die Welt durch dessen Augen zu betrachten. Einen Perspektivwechsel durchzuführen bedeutet beispielsweise, sich in die Rolle des Chefs, der Ehefrau oder eines Freundes hineinzuversetzen. Dabei kann es sich auch um die Person handeln, die als Auslöser der Verbitterung zu sehen ist. Dies ist dann ohne Frage eine herausfordernde, aber auch heilsame Leistung. Es geht dabei darum, zu verstehen, was die andere Person dazu bewogen hat, so zu handeln, wie sie es getan hat, und darum, zu verstehen, welche guten Gründe es für dieses Verhalten gab.

Beispiel

So muss eine Kündigung beispielsweise gar nichts mit der gekündigten Person persönlich zu tun gehabt haben, sondern die Kündigung kann davon völlig unabhängig aufgrund wirtschaftlicher Gründe notwendig gewesen sein.

Eine andere Form des Perspektivwechsels kann auch darin bestehen, das aktuelle Problem aus einem anderen Blickwinkel, dem Blickwinkel einer anderen unbeteiligten Person zu betrachten: Wie würde eine andere Person an

Ihrer Stelle das Problem „sehen", ein Pfarrer, ein Rechtsanwalt, die Oma, die türkische Freundin, Ihr Nachbar?

Vielen Menschen fällt ein solcher Perspektivwechsel schwer, weil sie dem Missverständnis unterliegen, dass sie einer Sache, die sie nachvollziehen können, damit auch automatisch zustimmen würden. Das ist nicht so. Es ist wichtig, sich klarzumachen, dass man einer Sache nicht zustimmen muss, wenn man sie „versteht".

Beispiele

- Wenn ein Prüfer nachvollziehen kann und versteht, was ein Prüfling denkt, dann kann er ihm dennoch, wenn nicht sogar genau deswegen, eine schlechte Note geben.
- Wenn ein Richter versteht, was in einem Angeklagten bei der Tat abgelaufen ist, dann erhöht das die Korrektheit des Urteils und kann dazu führen, dass der Richter ein lebenslängliches Urteil ausspricht.

Fallbeispiel: Untreue (Forts.)

Frau U. könnte denken, dass ihr Partner die Freundin attraktiver als sie selbst findet oder dass die Freundin Rache nehmen möchte, weil sie vor Jahren einmal ein Problem miteinander hatten. All das kann zutreffen oder auch nicht. So kann es ebenso gut sein, dass der Partner und die Freundin überhaupt keinen Gedanken an Frau U. verschwendet haben, dass sie evtl. schon immer ineinander verliebt waren und jetzt bei der bevorstehenden Hochzeit ihre wahre Liebe entdeckt haben, oder dass beide im Sinne eines „Junggesellenabschieds" nochmals die letzte Chance zum gemeinsamen Sex ergreifen wollten usw. Es gibt viele Möglichkeiten, über die man nachdenken könnte.

Ein Perspektivwechsel kann helfen, die Abläufe besser zu verstehen, was wiederum bei der Problemlösung helfen kann.

Fallbeispiel: Vereinsvorsitz (Forts.)

Der Freund, der jetzt Vereinsvorstand ist, muss sehr gute Gründe gehabt haben, seinen Freund auszubooten. So etwas macht man nicht ohne gute Gründe. Aber welche sind das? Auch hier kann man viele Überlegungen anstellen, was im Freund vorgegangen sein könnte und was er sich gedacht haben könnte. Der Fantasie sind keine Grenzen gesetzt.

Besser als Fantasie ist aber der Versuch einer Klärung: Ein solcher Perspektivwechsel sollte auch die anderen Vereinsmitglieder mit einbeziehen. Und er sollte nicht nur die Vergangenheit betreffen, sondern auch die Gegenwart und Zukunft. Nun ist der Freund gewählt. Wie sehen die Vorstellungen des Freundes aus, wie es weitergehen soll? Will er den Verein umstrukturieren, wie will er mit seinem Vorgänger umgehen, was erwarten die anderen Vereinsmitglieder?

Merke

Wenn man ein schwieriges Problem lösen will, ist es weise, sich erst einmal in die Sichtweise anderer hineinzuversetzen.

6.5 Emotionale Empathie – Wie fühlt sich der andere eigentlich?

Der Begriff *Empathie* hat es bereits bis in den allgemeinen Sprachgebrauch geschafft. Viele verstehen unter empathischen Personen Menschen, die in schwierigen Situationen für andere da sind, Hilfe anbieten oder einfühlsam auf andere Menschen zugehen. Emotionale Empathie ist eng mit dem Perspektivwechsel verbunden. Beim Perspektivwechsel geht es um die Sicht des anderen auf die Welt, bei der emotionalen Empathie um die Gefühle des anderen.

Beispiel

Ein Prüfer kann sich in den Prüfling hineinversetzen und verstehen, was dieser denkt, was der Inhalt seiner Antwort ist und ob der Prüfling sachkundig ist oder nicht. Unabhängig davon kann er auch wahrnehmen, ob der Prüfling Angst hat, selbstsicher oder überheblich ist.

Es geht also um die Fähigkeit zum Nachempfinden der Gefühle anderer. Das ist noch einmal etwas anderes, als die Beweggründe zu verstehen. Man sollte sich also immer bewusst machen, dass das Gegenüber ein Mensch ist, der Gefühle hat, die sein Handeln und seine Weltbewertungen wesentlich prägen. Es geht also darum, zu verstehen, was die Person, die Ihnen Unrecht getan hat, vor, während oder nach dem Vorfall fühlte und was diese Person emotional zu der Tat getrieben haben könnte. War die Person im Stress, unter Druck, traurig oder anderweitig emotional eingebunden? Wie könnte dies das Verhalten der Person beeinflusst haben? Hätte die Person in einer anderen Situation evtl. anders reagiert? Welche Gefühle sind nach dem kritischen Ereignis entstanden?

Viele Menschen haben jedoch damit Schwierigkeiten, die Gefühle anderer korrekt wahrzunehmen, weil sie ihre eigenen Gefühle in die anderer hineinprojizieren. Sie gehen eher davon aus, dass sich die andere Person schämen sollte, wenn sie etwas getan hat, was in ihren Augen schlecht ist: Schämt sich die andere Person tatsächlich oder freut sie sich evtl.?

Fallbeispiel: Untreue (Forts.)

Frau U. würde sich selbst möglicherweise schämen, wenn sie untreu gewesen wäre, weshalb sie glauben könnte, auch der Partner und die Freundin würden oder müssten sich schämen. Welche Gefühle hatten und haben der Ex-Verlobte und die Freundin aber tatsächlich? Waren sie verliebt, oder ging es nur um die Befriedigung einer sexuellen Erregung? Hatten sie Schuldgefühle oder evtl. Angst, entdeckt zu werden, oder waren sie nur glücklich und im siebten Himmel? Dasselbe gilt für die Zeit danach und das Heute. Schämen sich die beiden, oder sind sie glücklich und zufrieden? Man kann sich nicht sicher sein bzw. nicht erwarten, dass sich beide schämen. Vielleicht sind sowohl der Verlobte als auch die Freundin froh, dass es zu der Situation gekommen ist. Vielleicht ist der Verlobte sogar glücklich darüber, sich nicht für die Ewigkeit an Frau U. gebunden zu haben oder jetzt die richtige Partnerin gefunden zu haben.

Fallbeispiel: Vereinsvorsitz (Forts.)

Auch hier könnte Herr V. denken, dass der ehemalige Freund ein schlechtes Gewissen haben und sich „schlecht fühlen" müsste. Stimmt das? Was hat der ehemalige beste Freund gefühlt, als er den Vorsitz bekommen hat? Was wird er für Gefühle gehabt haben, als er an Herrn V. gedacht hat? Schämt er sich dafür, oder ist es ihm peinlich, dass er Herrn V. den Vorsitz weggeschnappt hat, oder ist er evtl. stolz darauf, zufrieden und glücklich? Auch ist fraglich, ob die Vereinsmitglieder sich schämen oder ein schlechtes Gewissen haben. Warum auch? Sie haben schließlich nur gewählt. Vielleicht ist ihnen das Ergebnis peinlich, vielleicht aber auch nicht. Herr V. kann nicht erwarten, dass andere sich so fühlen, wie er sich fühlt oder wie er möchte, dass sie sich fühlen sollen.

Merke

Wenn man ein schwieriges Problem lösen will, ist es weise, sich erst einmal über die Gefühle anderer klar zu werden.

6.6 Selbstdistanz – Wie sehen mich andere?

Die Selbstdistanz hat ebenfalls etwas mit Perspektivwechsel zu tun. Es geht darum, sich und das eigene Verhalten einmal von außen zu betrachten. Schon bei der Betrachtung von Fotos oder beim Blick in den Spiegel oder der Selbstbeobachtung in einer Videoaufnahme haben viele Menschen das Gefühl, dass diese Person von außen irgendwie anders aussieht als das Bild, das sie von sich selbst haben. Man sollte sich der verschiedenen Blickwinkel bewusst sein: (a) Wie möchte ich auf andere wirken? (b) Wie denke ich, dass ich auf andere wirke? (c) Und wie wirke ich tatsächlich auf andere?

Zudem sollte man sich auch klar darüber sein, dass das eigene Verhalten wiederum ganz unterschiedlich von anderen Menschen wahrgenommen wird: Der eine mag einen als fröhlich und selbstbewusst wahrnehmen, der andere als arrogant und überheblich, während man sich selbst als freundlich und verständnisvoll einschätzt. Sich von sich selbst zu distanzieren und sich einmal durch die Augen anderer zu sehen, kann helfen, Probleme besser zu erkennen und die eigene Wirkung auf andere Menschen besser zu verstehen.

Fallbeispiel: Untreue (Forts.)

Frau U. mag sich selbst als liebevolle Partnerin sehen. Aber wie sieht das in den Augen des Verlobten oder der Freundin aus? Vielleicht wird sie als besitzergreifend und einengend erlebt. Für sie selbst ist ihre verzweifelte Reaktion selbstverständlich. Unbeteiligte Betrachter mögen sie hingegen als „hysterisch" erleben oder auch als „kalt". Frau U. kann sich selbst für hässlich oder schön halten, was aber sonst niemandem auffällt und sonst niemand so sieht. Weiterhin könnte Frau U. sich auch die Frage stellen, welchen Eindruck sie gerne nach außen hinterlassen hätte und ob ihr Auftreten dem entspricht oder nicht.

Fallbeispiel: Vereinsvorsitz (Forts.)

Herr V. mag sich als sehr guter Vorsitzender und für unverzichtbar gehalten haben. Wer außer ihm ist derselben Meinung? Er mag sich als kommunikativ erleben, während andere ihn als dominant erleben. Er meint alles zu überblicken, andere sehen relevante Lücken in den Kompetenzen. Er könnte sich aber auch Gedanken darüber machen, sich evtl. nicht genug um die Interessen der Vereinsmitglieder gekümmert zu haben. Die Vereinsmitglieder sehen das aber evtl. gar nicht so und waren mit seinem Verhalten zufrieden.

Herr V. könnte sich auch fragen, wie er auf andere gewirkt hat, als er erfahren hat, dass er nicht mehr der Vorsitzende des Vereins ist. Hatten und haben die anderen Vereinsmitglieder Verständnis dafür, dass er rausgestürmt ist, oder hat das alle nur darin bestärkt, dass ein Wechsel dringend an der Zeit war?

Ein solch nüchterner Blick von außen kann bei der weiteren Problemlösung unter Umständen zielführende Wege aufzeigen.

Merke

Wenn man ein schwieriges Problem lösen will, ist es weise, sich erst einmal mit den Augen anderer zu betrachten.

6.7 Selbstrelativierung – Wie wichtig bin ich?

Bereits bei der Selbstdistanz ging es darum, sich selbst realistisch wahrzunehmen. Dazu gehört auch die Frage, wie wichtig man in der Welt ist und was der eigene Platz ist. Es ist weise, zu verstehen und zu akzeptieren, dass man zwar als Person wichtig ist, jedoch nur einen kleinen Teil einer komplexen Welt ausmacht. Die Welt kann sich also nicht nur nach einer bestimmten Person richten. Bei näherer Betrachtung des eigenen Lebensablaufs wird man feststellen, dass man selbst für die Entscheidungen anderer Personen häufig keine entscheidende Rolle gespielt hat: Wenn eine Firma in eine andere Stadt verlegt wird, der Arbeitsplatz umstrukturiert wird, Gesetze erlassen werden, Freunde sich treffen, dann kann man davon als Einzelner zwar sehr betroffen sein, dennoch hängen die Entscheidungen nicht von dieser einzelnen Person ab. Entsprechend wird bei den Entscheidungen auch keine Rücksicht auf diese Person genommen. Bei vielen Abläufen ist es zumeist auch gar nicht möglich, auf die Wünsche aller Betroffenen einzugehen, da diese sich voneinander unterscheiden oder sich sogar widersprechen können. Vieles geschieht ohne Blick auf die einzelne Person und auf deren individuelle Bedürfnisse. Es gibt Wichtigeres in der Welt als das Schicksal einer ganz bestimmten Person. Entsprechend kann auch niemand dazu gezwungen werden, sein Verhalten an den Bedürfnissen des Gegenübers auszurichten. Niemand „muss“ nett oder unterstützend sein, Rücksicht nehmen oder einem Geld leihen. Es ist schön, wenn Menschen das tun, aber sie *müssen* es nicht. Ob sie es tun, hängt davon ab, wie wichtig man ihnen ist. Ein einzelner Mitarbeiter wird niemals mitentscheiden können, wie es mit der Firma weitergeht, weil er nicht wichtig genug ist. Jemand, der einen größeren Aktienanteil an der Firma hält, wird hingegen gehört werden, weil er für den Fortbestand der Firma wichtig ist.

Es hilft bei Problemlösungen, wenn man die eigene Rolle in der Welt realistisch sieht, sich einordnen und akzeptieren kann, dass man der Welt nicht seinen Willen aufzwingen kann und auch einmal zurückstehen muss.

Fallbeispiel: Untreue (Forts.)

Menschen, die heiraten, sind oder sollten für sich in diesem Moment das Wichtigste auf der Welt sein. Dennoch gibt es auch in dieser Situation noch andere Aspekte, die wichtig sind. Außer dem zukünftigen Partner sind auch die Eltern wichtig. Geld ist wichtig, der Beruf ist von Bedeutung, die Religion oder Weltanschauung spielt eine Rolle, oder auch die Freundin ist wichtig. In zahlreichen Kulturen sind bei Eheschließungen sogar die Eltern, Geld und Religion wichtiger als die Zweisamkeit des zukünftigen Ehepaares: Der Einzelne hat sich unterzuordnen. Frau U. muss also für sich selbst prüfen, wie wichtig sie selbst in dieser Welt ist, für ihren Partner, die Eltern, die Freunde. Wer nimmt überhaupt zur Kenntnis, was passiert ist? Welchen Personen ist sie so wichtig, dass sie auf deren Unterstützung zählen kann? Sie kann sich die Frage stellen, ob sie so bedeutsam ist, dass sie den Partner oder die Freundin zu ewiger Treue „zwingen" kann. Sie kann sich auch fragen, ob sie evtl. über Mittel und Einfluss verfügt, den Ex-Partner und die Freundin zu bestrafen. Über welche Handlungsoptionen verfügt Frau U. realistischerweise?

Fallbeispiel: Vereinsvorsitz (Forts.)

Vor der Wahl war Herr V. eine für den Verein wichtige Person. Nun wollte eine andere Person Vereinsvorsitzender sein. Warum nicht? Herr V. kann sich fragen, ob er so wichtig ist, dass nur er diesen Job machen kann. Kann evtl. auch eine andere Person den Job genauso gut oder sogar besser machen als er? Warum sollte nur er die Chance haben, Vorsitzender zu sein? Wäre es nicht weise, einmal die eigene Wichtigkeit als Vereinsvorsitzender zu hinterfragen? Herr V. selbst hat Vorstellungen darüber, wie unverzichtbar er ist. Muss deswegen jeder Wähler so denken? Kann es nicht auch sein, dass der Konkurrent in einigen Dingen besser ist als er selbst? Herr V. muss sich darüber klar werden, dass er einer von vielen ist. Jedes Vereinsmitglied darf den Anspruch auf den Vereinsvorsitz haben. Auch wenn er der Vereinsgründer war, ist er nach den Statuten nun einmal nur ein Vereinsmitglied unter vielen. Was folgt daraus?

Merke

Wenn man ein schwieriges Problem lösen will, ist es weise, erst einmal die eigene Wichtigkeit und Rolle zu hinterfragen.

6.8 Problem- und Anspruchsrelativierung – Was steht mir eigentlich zu?

Mit der Selbstrelativierung stellt sich auch die Frage, welche Ansprüche man hat und haben darf. Wir alle haben Erwartungen und Ansprüche. Werden diese nicht erfüllt, macht uns das betroffen, oft auch wütend. Frustration ist definiert als *Verhinderung in der Erreichung eines Ziels*. Wenn man also meint, etwas haben zu müssen, und es kommt anders, dann ist das schmerzlich. Eine Methode, sich selbst unglücklich zu machen, ist also, seine Ansprüche so hoch zu schrauben, dass man sie auf keinen Fall erfüllt bekommt. Andererseits sind Ansprüche an sich und an die Welt eine wichtige Triebfeder, um voranzukommen, um Dinge zu ändern und zu entwickeln. Wer beispielsweise nicht den Anspruch an sich oder seine Kinder hat, eine gute Bildung zu erhalten, steht in der Gefahr, am Ende ohne Erfolg dazustehen. Ansprüche zu haben, hat also zwei Gesichter: Ohne geht es nicht, aber sie dürfen auch nicht überzogen sein. Weiterhin sollte auch noch zwischen Ansprüchen, die sich auf Wichtiges beziehen, und solchen, die man leicht übergehen kann, unterschieden werden. Es gilt also zu klären: Welche Ansprüche habe ich? Welche stehen mir zu? Welche sind wichtig, sodass ich darum kämpfen muss? Und bei welchen Ansprüchen handelt es sich eher um Bagatellen, für die sich kein Aufstand lohnt?

Um die eigenen Ansprüche zu prüfen und ggfs. zu relativieren, empfiehlt es sich, einen Vergleich mit anderen Personen und mit anderen Zustands- oder Ablaufmöglichkeiten anzustellen. Was würden andere Menschen sagen, wenn sie mein Gehalt, meine Wohnung, mein Auto hätten? Gäbe es nur unzufriedene Gesichter, oder würde sich die eine oder andere Person geradezu glücklich schätzen?

Auch Dankbarkeit ist im Zusammenhang mit der Überprüfung eigener Ansprüche hilfreich. Dies bedeutet, nicht nur auf die Defizite im Leben zu schauen, sondern auch den positiven Aspekten Gewicht zu verleihen. Wer die Treppe runterfällt und sich den Fuß bricht, ist häufig dankbar, dass er sich nicht auch noch den Hals gebrochen hat. Eine Versöhnung mit den eigenen Ansprüchen an das Leben kann also schon damit beginnen, dass man sich am Abend eines Tages dankbar besinnt, heute keinen Unfall, keinen Streit und einen entspannten Tag gehabt zu haben. Zweifelsohne kann es enttäuschend und kräfteraubend sein, nach sieben Jahren Ehe eine Scheidung durchzumachen. Trotzdem ist es nicht notwendig, die kompletten Ehejahre zu verfluchen. Man kann auch dankbar dafür sein, dass man sowohl schlechte als auch schöne Zeiten gemeinsam erleben durfte, dass ein Kind geboren wurde usw.

Auch ein Vergleich mit anderen Gruppen, z.B. Menschen, die in einem anderen Land leben, kann Dankbarkeit erzeugen: So hält das Leben in einem mitteleuropäischen Land durchaus viele Vorteile bereit. Allein dafür dankbar zu sein, hilft dabei, die eigenen Ansprüche zu hinterfragen und zu relativieren.

Fallbeispiel: Untreue (Forts.)

Der Anspruch, dass die eigene Partnerschaft und dann die Ehe möglichst bis zum Lebensende hält und die Partner glücklich sind, ist ein Anspruch, den viele Menschen bei der Eheschließung haben. Dieser Anspruch hilft, für eine gute Ehe oder Partnerschaft auch etwas zu investieren. Letztlich handelt es sich hier aber eher um einen Wunsch oder ein Ziel, aber nicht um einen Anspruch, auf den man ein Recht hätte. Fast jede zweite Ehe geht in die Brüche. Daher sollte sich niemand darüber wundern, wenn auch bei ihm die Partnerschaft nicht für immer hält. Woher nehmen also Menschen den Anspruch, zu meinen, dass das Schicksal ihnen nicht zumuten darf, betrogen zu werden? Im Gegenteil darf jeder Mensch dankbar dafür sein, wenn die Ehe nicht in die Brüche geht. Frau U. kann also sogar dankbar dafür sein, dass die Untreue ihres zukünftigen Ehemanns noch vor der Eheschließung erkennbar wurde. Danach wäre es für alle Beteiligten noch viel komplizierter geworden.

Fallbeispiel: Vereinsvorsitz (Forts.)

Herr V. hatte offenbar den Anspruch, immer wieder gewählt zu werden. Wenn man es so formuliert, wird sofort erkennbar, dass dies ein sehr überzogener und geradezu absurder Anspruch ist. Wer gewählt wird, muss nach Ende der Wahlperiode wieder neu antreten, weil es zum System gehört, dass es auch einmal zu einem Wechsel kommt. Herr V. leidet also offenbar unter seinen völlig überzogenen Ansprüchen an die Welt. Etwas mehr Bescheidenheit wäre bei einem langjährigen Vereinsvorsitzenden sicherlich angebracht.

Merke

Wenn man ein schwieriges Problem lösen will, ist es weise, erst einmal die eigenen Ansprüche zu hinterfragen.

6.9 Emotionswahrnehmung und Emotionsakzeptanz – Was geht in meinem Herzen vor?

Es ist menschlich, sich zu ärgern, wenn etwas schiefläuft, zu trauern, wenn sich der Partner trennt, oder Freude zu empfinden, wenn man ein Geschenk bekommt. Es gibt mehrere hundert verschiedene Emotionen. Die verschiedenen Gefühle schließen sich auch nicht gegenseitig aus, sondern können in beliebigen Mischungen vorkommen.

Beispiele

- In Bezug auf den Arbeitsplatz freut sich eine Person vielleicht über ihr gutes Gehalt und ihr Ansehen innerhalb der Firma, sie ist aber evtl. wegen der Kunden genervt und frustriert, weil die Dinge sich nicht wie gewünscht entwickeln. Gleichzeitig ist sie aber auch stolz über den Erfolg und noch vieles mehr.
- Seinen Partner liebt man und sorgt sich um ihn, freut sich darüber, wenn es ihm gut geht. Gleichzeitig ärgert man sich aber darüber, dass er ständig eine Unordnung in der gemeinsamen Wohnung hinterlässt.

Es gibt also immer ein Potpourri an Gefühlen. Man liebt den Partner und ärgert sich gleichzeitig: Psychologen sprechen in diesem Fall von einem Annäherungs-Vermeidungs-Konflikt. Überlegt man sich daher, den Partner zu verlassen, weil er nicht vollkommen ist, dann hat diese Alternative aber auch wieder ihre guten wie schlechten Seiten. Man steckt also in einem doppelten Annäherungs-Vermeidungs-Konflikt. Das ist Stress pur. In Tierexperimenten wurden solche Annäherungs-Vermeidungs-Konflikte nachgestellt. Dabei konnte beobachtet werden, dass z.B. bei Tauben aufgrund des Stresses die Federn ausfallen.

Um also aus einer solchen Klemme herauszukommen, ist als erster Schritt eine nüchterne Emotionswahrnehmung angezeigt: Sehen Sie sich einmal all Ihre Gefühle genau an, sowohl die positiven als auch die negativen. Die Gefühle sind da, auch wenn Sie sie gar nicht haben wollen oder sie auch nicht „politisch korrekt" sind. Manche Menschen glauben, dass ihre Beziehung infrage gestellt würde, wenn sie sich eingestehen, dass der Partner ihnen gehörig auf die Nerven geht. Das Gegenteil ist der Fall. Wenn ich akzeptieren kann, dass mein Partner genauso wenig vollkommen ist wie ich selbst oder alle anderen Menschen, dass es zudem geradezu unerträglich wäre, mit einem vollkommen perfekten Partner zusammen zu sein, dann kann dies die Liebe eher fördern. Alles hat seinen Preis: Ich kann mich über die Fürsorglichkeit meines Partners freuen, und gleichzeitig kann ich seine Unordentlichkeit als Preis dafür mit einem Schmunzeln ertragen.

Es gilt, die eigenen Gefühle zu akzeptieren: Sie sind nicht auszuschalten. Gefühle zuzulassen bedeutet auch, beispielsweise zu akzeptieren, dass man Gefühle der Aggressivität hat und sich aufgrund dessen mit großer Lust vorstellt, wie man den Ex-Partner, Vorgesetzten oder Nachbarn die Treppe hinunterschubst. Für sich selbst zu akzeptieren, dass man solche Vorstellungen und Emotionen hat und diese zulässt, ist gesund und bedeutet noch lange nicht, dass man seine Gedanken auch in die Tat umsetzt.

Fallbeispiel: Untreue (Forts.)

Betrogen zu werden ist häufig mit verschiedensten negativen Emotionen verbunden: Da ist das Verlusterleben, aber auch die Enttäuschung, die Überraschung, die Scham, die Kränkung, der Zorn, die Aggression, das Rachegefühl usw. Diese Gefühle sind normal und menschlich. Natürlich ist es verständlich, dass Frau U. sich direkt nach der Tat am liebsten ein Messer schnappen und beiden die Autoreifen zerstechen würde oder sie vergiften möchte. Das bedeutet jedoch nicht, dass sie diese Vorhaben auch in die Tat umsetzen würde. Sich derartige Gefühle einzugestehen, schützt sogar davor, solche unüberlegten Handlungen auszuführen.

Wenn man sich nach einem solchen Erlebnis die eigenen Gefühle vergegenwärtigt, dann stellt man wahrscheinlich fest, dass es gar nicht so leicht ist, genau zu sagen, was besonders schlimm war bzw. ist: Ist es bei Frau U.

wirklich der Verlust des Partners oder nicht eher die soziale Bloßstellung oder gar der Ärger über das verlorene Geld? Wenn Frau U. sich das Spektrum ihrer eigenen Gefühle in Ruhe ansieht, dann wird ihr allein dadurch schon klarer werden, was sie wirklich aufregt. Daraus lassen sich dann jeweils andere Reaktionen ableiten.

Fallbeispiel: Vereinsvorsitz (Forts.)

Vielfältige Emotionen können auch bei Herrn V. auftreten. So könnte er z.B. enttäuscht sein, weil er nicht wiedergewählt wurde, es könnte Trennungsschmerz auftreten, weil er von der Rolle des Vereinsvorsitzenden zurücktreten muss, er könnte über die Undankbarkeit der Mitglieder verärgert sein, Scham über die Herabwürdigung empfinden, Zorn gegen den ehemaligen Freund hegen, Hilflosigkeit verspüren, weil er es nicht geschafft hat, wiedergewählt zu werden. Es könnte zudem auch ein Gefühl der Rache gegenüber dem Konkurrenten aufkommen, verbunden mit Fantasien der öffentlichen Verleumdung. Zu erkennen, dass er wütend ist, weil er sein Ziel nicht erreicht hat, und dieses Gefühl als menschlich zu akzeptieren, kann Herrn V. allein schon helfen, etwas Dampf aus dem Kessel zu lassen und sich klar zu werden, worum es ihm eigentlich geht.

Merke

Wenn man ein schwieriges Problem lösen will, ist es weise, sich seiner vielen und widersprüchlichen und auch unschönen eigenen Gefühle einmal klar zu werden.

6.10 Emotionale Serenität und Humor – Wie kriege ich einen kühlen Kopf?

Wie im vorherigen Abschnitt schon angesprochen, sind Gefühle sehr mächtig und können Menschen zu den unterschiedlichsten und manchmal auch merkwürdigsten Handlungen treiben. Wenn eine Person z.B. extrem sauer auf einen anderen Menschen ist und dieser Emotion nachgibt, könnte dies dazu führen, dass sie diesen Menschen verprügelt. Das ist vielleicht im ersten Moment verständlich, im zweiten Moment aber auch wieder nicht: Denn Emotionen sind das eine, Handlungen das andere. So kann ich einen Menschen sehr attraktiv finden. Muss ich aber deshalb gleich mit dieser Person ins Bett gehen? Wohl kaum. Ich kann die sexuelle Attraktivität durchaus auch genießen, ohne handeln zu müssen.

Das bedeutet also, dass man seine Gefühle im Griff haben kann und muss. Die emotionale *Serenität* kann auch als emotionale Selbstkontrolle und Gelassenheit bezeichnet werden. In schwierigen Situationen ist es wichtig, einen *kühlen Kopf* zu bewahren und sich nicht von seinen Gefühlen impulsartig steuern zu lassen. Dies ist eine wichtige Weisheitskompetenz.

Wenn Sie sich einmal Menschen in Erinnerung rufen, die Sie als weise bezeichnen würden, dann werden Sie wahrscheinlich feststellen, dass dies Menschen sind, die in einer aufwühlenden Situation ihre Emotionen unter Kontrolle hatten und eine emotionale Ausgeglichenheit ausgestrahlt haben. Wer rumbrüllt, gehört nicht dazu. Es ist sinnvoller, bei Problemen Gelassenheit zu zeigen, statt sich auf einen lautstarken Streit mit seinem Vorgesetzten oder der Partnerin einzulassen. Wie bereits gesagt, geht es nicht darum, Gefühle zu unterdrücken, sondern sie zuzulassen und dann zu steuern und zu beherrschen. Man spricht auch von *emotionaler Intelligenz*. Um den eigenen Emotionen nicht freies Spiel zu lassen, hilft es meist schon, ein wenig Zeit verstreichen zu lassen, bevor man handelt.

Beispiel

Wenn man eine E-Mail bekommt, über die man sich ärgert, neigt man dazu, sofort eine Antwort zu schreiben und abzusenden. Sinnvoller ist es, die Antwort zunächst einmal zu speichern und diese Antwort am nächsten Morgen nochmals zu lesen. Mit hoher Wahrscheinlichkeit wird man die Antwort, die man im ersten Zorn verfasst hat, dann vor dem Absenden erst einmal umformulieren. Oft gilt die Volksweisheit: „Erst einmal eine Nacht darüber schlafen".

Eine andere Art von Emotionssteuerung besteht in der *Induktion von Alternativemotionen*. Jeder Schüler kennt die Methode, sich einen schlimmen Prüfer einfach einmal in Unterhosen vorzustellen.

Auch *interne Dialoge* können helfen, heftige Emotionen zu regulieren. So kann man sich selbst gut zureden und zu sich selbst sagen: „Reg dich nicht so auf!" Das hilft. Es ist auch möglich, die Aufmerksamkeit gezielt auf Wichtigeres oder Vergnüglicheres lenken, z. B. an das eigene ruhige Büro oder den Feierabend denken, wenn der Vorgesetzte nervt.

Schließlich kann auch Humor zur Emotionssteuerung eingesetzt werden: „Humor ist, wenn man trotzdem lacht". Humor kann schmerzenden oder ärgerlichen Emotionen die Spitze nehmen. Veranschaulicht wird dies regelmäßig in der Fernsehsendung „Verstehen Sie Spaß". In den einzelnen Beiträgen der Sendung passiert Menschen höchst Ärgerliches und bringt sie unter Umständen sogar zur Verzweiflung. Die Reaktionen fallen ganz unterschiedlich aus: Da gibt es die Verbiesterten, denen man ihren Unmut ansieht, die lospoltern und die Fassung verlieren. Das sind die Menschen, die oft nicht so gut beim Zuschauer ankommen. Man ist sogar geneigt, über sie zu spotten. Dann sind da die Menschen, die alles mit Humor nehmen: Landet aufgrund eines Missgeschicks Suppe auf ihrer Hose, nehmen es die einen total gelassen, andere lachen sogar herzhaft über sich selbst. Das sind dann meist die Menschen, die man bewundert und die bei Zuschauern gut ankommen. Wenn Sie schlechter Stimmung sind, denken Sie doch einfach einmal an „Verstehen Sie Spaß". Ein solcher Gedanke kann hilfreich sein. Auch hier gibt es eine Lebensweisheit: „Zeig deinem Feind die Zähne und lächle!"

Gegen überbordende Emotionen helfen übrigens auch alle anderen bislang besprochenen Weisheitskompetenzen. Wer sich eine Situation nüchtern anschaut und aus verschiedenen Blickwinkeln betrachtet, kann sich allein deswegen schon nicht mehr maßlos aufregen.

Fallbeispiel: Untreue (Forts.)

Es ist nachvollziehbar, dass Frau U. mit einem ganzen Bündel an starken Gefühlen zu kämpfen hat. Sie wird möglicherweise vor Zorn kochen. Hilft ihr das aber, gut aus der Sache rauszukommen? Wahrscheinlich nicht. Sie könnte also im Sinne eines internen Dialogs zu sich selbst sagen: „Gib dir keine Blöße und bleib cool". Sie kann sich daran erinnern, dass ihr Beinahe-Ehemann im Bett keineswegs immer der Superheld war. Eine spannende Frage wäre auch, wie sie gerne in einem Film bei Zuschauern ankommen möchte, wenn sie heimlich gefilmt werden würde. Und wenn sie sich in ihren Partner und die Freundin hineinversetzt, dann könnte sie vielleicht sogar Mitleid mit ihnen haben, weil sie ihr Verhalten so wenig unter Kontrolle hatten.

Fallbeispiel: Vereinsvorsitz (Forts.)

Herr V. ist fraglos ein Mann, dem auch etwas an seiner sozialen Position und seiner Wirkung auf andere liegt, sonst wäre ihm die Position des Vereinsvorsitzenden nicht so wichtig. Nachdem er abgewählt wurde, „lauern" alle geradezu darauf, wie er sich verhält. Mit einem souveränen Auftreten könnte er fraglos mehr punkten als mit Unbeherrschtheit. Also hat es wenig Sinn, seine Verletztheit und Kränkung zur Schau zu stellen. Souverän zu sein, würde bedeuten, die Abwahl als Vorsitzender gelassen und selbstverständlich hinzunehmen, dem neuen Vorsitzenden zu gratulieren, sogar eine kleine Ansprache zu halten und ihm alles Gute zu wünschen. Es würde auch bedeuten, sich bei den Mitgliedern für die vielen Jahre der Unterstützung zu bedanken, darauf hinzuweisen, wie viel Arbeit und Verantwortung man nun los wird usw. Nicht die Emotion Ärger hilft in einem solchen Fall, sondern die Emotionen Dankbarkeit, Freude, Selbstbewusstsein, Erleichterung etc.

Merke

Wenn man ein schwieriges Problem lösen will, ist es weise, einen kühlen Kopf zu bewahren.

6.11 Nachhaltigkeit – Am Ende wird abgerechnet

Menschen verhalten sich vielfach so, wie es der Moment erfordert. Das kann gut ausgehen oder auch nicht. Ein bestimmtes Verhalten kann kurzfristig zu wunderbaren Ergebnissen führen, sich langfristig aber als große Dummheit herausstellen. Die alten Griechen sprachen vom Pyrrhus-Sieg. Man gewinnt eine Schlacht und verliert den Krieg. Nachhaltig zu handeln, ist nicht immer leicht. Dieses Thema kennen Sie wahrscheinlich auch im Zusammenhang mit gesunder Ernährung oder sportlicher Betätigung: Das Essen schmeckt so gut, und langfristig steigt das Gewicht. Auch das Für und Wider des Schulbesuchs kann gut den Unterschied zwischen kurz- und langfristigen Folgen verdeutlichen:

Beispiel

Ein Schüler der kurzfristig denkt, wird morgens bei Eiseskälte nicht in die Schule gehen und entzieht sich so der schlimmen Mathearbeit. Akut scheint es viel besser zu sein, zu Hause zu bleiben. Langfristig ist es aber besser, den Schulabschluss zu schaffen. Deshalb sollte er trotz der aktuellen Widrigkeiten aufstehen.

In der Psychologie nennt man die Überwindung kurzfristiger negativer Zustände zugunsten einer Orientierung des Verhaltens an langfristigen positiven Zielen „Selbstbeherrschung". Nachhaltiges Verhalten kann gefördert werden, indem man in der Vorschau zurückblickt: Stellen Sie sich vor, Sie müssen eines Tages Ihren Enkeln die eigene Lebensgeschichte erzählen. Wie würden Sie dann die folgende Situation gerne schildern: „Ich habe die Beherrschung verloren und bin mit den Fäusten auf meinen Vorgesetzten losgegangen?" Wahrscheinlich stünden Sie besser da, wenn Sie erzählen könnten: „Ich war innerlich furchtbar wütend, habe mich aber beherrscht und dann mit meinem Vorgesetzten besonders freundlich geredet. Am Ende hat dies sogar dazu geführt, dass ich eine bessere Stelle bekommen habe."

Fallbeispiel: Untreue (Forts.)

Es lässt sich vieles denken, was Frau U. in ihrer aktuellen Kränkung und Verbitterung tun könnte. Sie könnte den Partner und die Freundin körperlich angreifen, könnte vor allen Gästen losschreien und eine Szene hinlegen, sie könnte sich verkriechen oder gar an Suizid denken. Lässt sie das gut dastehen? Würden diese Reaktionen helfen, das Problem zu bewältigen? Sollte eine gescheiterte Ehe dazu führen, dass das gesamte Leben von Trauer, Zorn und Rache geprägt ist? Was ist langfristig zu bedenken? Ein „blöder Kerl" sollte ihr nicht das ganze Leben verderben dürfen! Unter einer Nachhaltigkeitsperspektive wäre sogar denkbar, dass sie sich bei ihrer Freundin bedankt, sozusagen als Treuetesterin in letzter Minute tätig gewesen zu sein. Hätte sie diesen Mann geheiratet, wäre er ja evtl. weiterhin untreu gewesen. Ihre Freundin hat sie unter einer Nachhaltigkeitsperspektive also vor Schlimmerem bewahrt. Glück im Unglück!

Fallbeispiel: Vereinsvorsitz (Forts.)

Auch Herr V. hat die Wahl, aus einer Kurzzeitperspektive zu handeln oder aus einer Langzeitperspektive zu agieren. Kurzzeitig könnte ihm einfallen, öffentlich gegen die Wahl anzugehen, die Wähler zu beschimpfen, sich gekränkt zu zeigen usw. Das Ergebnis wäre wahrscheinlich, dass die Vereinsmitglieder sich darin bestärkt sehen, ihn abgewählt zu haben. Wenn er eine Perspektive der Nachhaltigkeit einnehmen würde, käme er wahrscheinlich auf ganz andere Gedanken: Er könnte sich als guter Verlierer erweisen und würde sich damit alle Türen offenhalten, eventuell sogar bei der nächsten Wahl wieder antreten zu können. Er könnte sich so verhalten, dass er weiterhin ein geschätztes Vereinsmitglied bleibt, und bei allen Vereinsaktivitäten mitmachen. Er könnte auch über das eigentliche Vereinsleben hinausdenken: Welche Freiräume ergeben sich durch die Abwahl? Gibt es andere Aktivitäten, an denen seine Ehefrau oder die Kinder mehr teilhaben könnten? Was dient längerfristig seiner Gesundheit? Unter einer Nachhaltigkeitsperspektive ist es möglich, ruhig auch ein wenig kreativ zu sein und zunächst einmal zu träumen und noch nicht zu Ende gedachte Gedanken zu haben.

Merke

Wenn man ein schwieriges Problem lösen will, ist es weise, immer an die langfristigen Folgen zu denken.

6.12 Vergangenheitsabkehr und Vergebung – Vorbei ist vorbei

Was passiert ist, ist passiert. Niemand macht nach einem Todesfall den Geliebten wieder lebendig, die Untreue ungeschehen, die Beleidigung zu einem schönen Erlebnis. Das Schöne ist aber, dass vieles davon der Vergangenheit angehört. Vergangenheitsbewältigung heißt, seine Lehren aus der Vergangenheit zu ziehen und sie dann auf sich beruhen zu lassen. Man stelle sich vor, eine Partnerin ist fremdgegangen und der betrogene Partner erklärt, dass er zum Andenken daran einen Jahresgedächtnistag ausrufen und im Wohnzimmer ein Denkmal der Untreue errichten will. Ein größerer Blödsinn wäre wohl kaum vorstellbar. Damit würde die erfolgte Kränkung zu einem Dauerproblem werden, und zwar für beide Partner. Dem Frieden und einer guten Zukunft sowie dem eigenen Wohlbefinden würde ein solches Vorgehen sicherlich nicht helfen. Beide Personen würden weiter leiden und sogar noch stärker leiden, weil sie die Vergangenheit nicht auf sich ruhen lassen könnten.

Es ist nicht hilfreich, an eine erlebte Ungerechtigkeit pausenlos und mit höchst negativen Emotionen weiterhin zu denken, dies würde einem nur zusätzlich schaden. Was geschehen ist, kann nicht mehr ungeschehen gemacht werden. Somit liegt es nun in der Hand des Einzelnen, damit vernünftig umzugehen. Vergangenes sollte akzeptiert werden, man sollte es auf sich beruhen lassen. Dies bedeutet nicht, das Geschehene herunterzuspielen, sondern sich von Rachefantasien zu befreien. Nachzutreten macht die Ungerechtigkeit nicht ungeschehen, führt aber zu zusätzlichen Schwierigkeiten und beeinträchtigt das eigene Wohlbefinden.

Philosophen und Theologen wissen es schon lange, und Psychologen konnten durch Studien empirisch feststellen, dass die wichtigste Methode der Vergangenheitsbewältigung die *Vergebung* ist. Nach der wissenschaftlichen *Vergebungspsychologie* sind dabei mehrere Stufen zu unterscheiden:

- *Rechtfertigung:* Jemand hat wegen der gegebenen Umstände keine Schuld, es gibt keinen Grund für Vorwürfe.
- *Verständnis:* Auch wenn Schlimmes passiert ist, kann man nachvollziehen, wie es dazu kam, es hätte anders laufen können, aber es gibt keinen Grund für Zorn.
- *Vergebung:* Gleichgültig was passiert ist, man lässt es auf sich beruhen und kartet nicht mehr nach. Es gibt keinen Groll und keine Rachegefühle mehr. Vergebung spielt sich nur im eigenen Inneren ab.
- *Verzeihung:* Man teilt dem Schuldigen mit, dass man ihm vergeben hat. Es ist ein sozialer Akt. Das heißt nicht, dass man auf Strafe verzichten muss.
- *Begnadigung:* Man verzichtet auf Bestrafung oder Sanktionen.
- *Versöhnung:* Man geht zum Ausgangszustand zurück.
- *Vergessen:* Man tilgt die Erinnerung.

Vergebung ist also im Kern etwas sehr Selbstsüchtiges. Man schließt innerlich mit dem Vorgefallenen ab. Wenn ein Partner untreu war, bedeutet zu vergeben, innerlich damit abzuschließen, einen Schlussstrich darunter zu ziehen und nicht mehr zurückzublicken, sondern sich der Zukunft zuzuwenden. Betroffene müssen dem Partner, der untreu war, nicht sagen, dass es sie nicht mehr interessiert, sie dürfen auch weiterhin versuchen, im Scheidungsverfahren so viel Geld wie möglich herausholen, und natürlich „müssen" sie nicht mit ihm weiterleben. Und wenn man dann irgendwann vielleicht sogar noch an den Punkt kommt, an dem der Vertrauensbruch einen tatsächlich nicht mehr interessiert, kann man am Ende vielleicht sogar alles vergessen; auch wenn dies wahrscheinlich eher die Ausnahme sein dürfte.

Fallbeispiel: Untreue (Forts.)

Dass ihr Fast-Ehemann fremdgegangen ist, kann nicht ungeschehen gemacht werden, so sehr Frau U. es sich auch wünschen mag. Sich die nächsten Jahre damit zu verderben, indem sie ständig an die Vergangenheit denkt und darüber brütet, ändert nichts an dem Vorgefallenen. Es verdirbt ihr aber auf Dauer gründlich die eigene Stimmung. Es kommt also zu einer doppelten Bestrafung, der Freund ist weg und der gute Schlaf und die gute Stimmung ebenso.

Wenn Frau U. möchte, dass es ihr wieder gut geht, dann muss sie bereit dazu sein, zu vergeben: Sie sollte nüchtern zu sich sagen können, dass es der Freund nicht wert war, ihn zu heiraten, dass alles blöd gelaufen ist und sie gerne auf diese Erfahrung verzichtet hätte. Sie sollte sich auch sagen können, dass sie beim nächsten Mann genauer hinschauen wird, dass sie ansonsten die Sache auf sich beruhen lässt, keinen Gedanken mehr an den Vorfall verschwenden wird und damit auch keinen Zorn mehr hegt.

Frau U. ist noch jung, ihr Fokus sollte daher besser auf der Zukunft liegen, sie sollte sich die Chance vergegenwärtigen, einen anderen Mann, der vielleicht noch besser zu ihr passt, in der Zukunft kennenzulernen. Frei nach dem Motto „Wer wird denn weinen, wenn man auseinander geht, wenn an der nächsten Ecke schon ein anderer steht?" aus einem Lied von Marlene Dietrich.

Fallbeispiel: Vereinsvorsitz (Forts.)

Im Fall von Herrn V. ist es unter Umständen etwas schwieriger, mit dem Ereignis abzuschließen. Wenn Herr V. weiterhin in seinem geliebten Verein bleiben möchte, dann wird er bei jedem Treffen wieder mit dem neuen Vorsitzenden konfrontiert sein. Die Erinnerung an das Ereignis wird also präsent bleiben. Umso wichtiger ist Vergebung, d.h. mit der erlebten Kränkung und Ungerechtigkeit umgehen zu lernen. Die Vergebungspsychologie beschreibt, dass Vergebung wesentlich auch ein Willensakt ist. Herr V. müsste sich also bewusst vornehmen, zu vergeben: Ich *will* nicht mehr nachkarten und Frieden machen. Ich *will* akzeptieren, dass der andere gewonnen hat, und *will* ihm deswegen keine Vorwürfe machen („Verloren ist verloren" und „gut ist").

Merke

Wenn man ein schwieriges Problem lösen will, ist es weise, sich Zukunftschancen nicht durch die Vergangenheit blockieren zu lassen.

6.13 Ungewissheitstoleranz – Akzeptieren, was die Zukunft noch bringt

Das Leben ist ungewiss und wenig vorhersehbar. Im sogenannten *Kölner Grundgesetz* lautet eine Zeile: „Et kütt wie et kütt und is noch immer jut jejangen" („Was kommt, kommt"). Kein Mensch kann sagen, ob er in 24 Stunden noch leben wird. Wer heiratet, muss in der Hälfte der Fälle damit rechnen, dass die Ehe in die Brüche gehen wird. Akzeptieren zu können, dass man nie weiß, was kommt, nennt man Ungewissheitstoleranz.

Viele Menschen neigen dazu, sich vorzugaukeln, sie hätten alles unter Kontrolle: „Einen Autounfall haben andere. Ich fahre ja vorsichtig". Wieder andere denken erst gar nicht nach und laufen über die Straße, ohne nach rechts oder links zu sehen. Und wieder andere Menschen haben einmal schlechte Erfahrungen gemacht und sehen nun überall potenzielle Gefahren.

Ungewissheitstoleranz zeichnet sich also nicht nur dadurch aus, hinnehmen zu können, dass Vorhersagen schwierig sind, vor allem wenn sie die Zukunft betreffen, sondern auch dadurch, trotz aller Unwägbarkeiten mit einem Mindestmaß an Optimismus loszugehen. Wessen Partnerschaft einmal gescheitert ist, der kann sich dennoch auf eine neue Beziehung einlassen, auch wenn erneut nicht sicher ist, wie diese ausgehen wird. Es besteht sogar die Chance, dass die zweite Partnerschaft besser läuft. Ungewissheitstoleranz hat insofern also sogar ihr Gutes: Wer sich bewusst ist, dass Beziehungen scheitern können, wird deswegen von Beginn an mehr dafür tun, dass die neue Beziehung nicht scheitert.

Fallbeispiel: Untreue (Forts.)

Frau U. könnte auf den Gedanken kommen, dass man Männern nicht trauen darf, und deswegen vermeiden, eine neue Beziehung einzugehen. Ob das sinnvoll ist, ist ungewiss. Genauso ungewiss ist, ob der nächste Partner absolut zuverlässig sein wird. Zieht sie sich zurück, verpasst sie möglicherweise das Beste im Leben. Sucht sie einen neuen Partner, droht eventuell die nächste Katastrophe. Eigentlich ist es fast egal, was sie macht. Glücklich werden oder scheitern kann man auf vielen Wegen. Niemand kann wissen, was kommt. Jeder Mensch muss sich irgendwie verhalten, ob er will oder nicht. Damit muss er auch die jeweiligen Risiken in Kauf nehmen. Also bleibt nur, mit einem Quäntchen Optimismus fröhlich loszumarschieren. Frau U. könnte ihr Leben also so weiterleben wie bisher. Trifft sie einen neuen Mann, dann wäre sie nun ja lebenserfahrener und klüger und würde schon wissen, was zu tun wäre, dass es diesmal besser laufen wird. Trotzdem könnte ihr natürlich niemand darauf eine Garantie geben. Ein Versuch würde sich aber lohnen.

Fallbeispiel: Vereinsvorsitz (Forts.)

Die Abwahl von Herrn V. ist ein klassisches Beispiel dafür, dass man sich nie sicher sein kann, was kommt. Wenn Herr V. vom ersten Tag an berücksichtigt hätte, dass er evtl. auch wieder abgewählt werden könnte, wäre er dann nicht Vereinsvorsitzender geworden? Wahrscheinlich doch. Möglicherweise hätte ihm das Wissen um die Unwägbarkeiten des Lebens aber geholfen, sich besser darauf einzustellen, dass er ein Wahlamt hat. Er wäre von der Abwahl nicht so überrascht worden. Vielleicht wäre er aber gar nicht abgewählt worden, weil er sich nicht darauf verlassen hätte, dass er schon wiedergewählt wird. Vielleicht wäre statt überheblicher Selbstgewissheit etwas mehr Wahlkampf dabei herausgekommen.

Merke

Wenn man ein schwieriges Problem lösen will, ist es weise, Dinge mutig anzugehen und auch ein Scheitern zu akzeptieren.

6.14 Komplizierte Probleme und einfache Lösungen

Wir haben Ihnen nun eine Reihe von Weisheitsstrategien vorgestellt, die hilfreich sein können, wenn Sie vor komplizierten Problemen stehen. Die einzelnen Strategien greifen ineinander. Wenn Sie eine nüchterne Sachbeschreibung machen und dabei nichts auslassen, dann werden Sie auch darüber stolpern, was Ihr Gegner eigentlich gedacht hat. Wenn Sie einen Perspektivwechsel vorgenommen haben, hilft Ihnen das auch dabei, Ihre eigene Position besser einzuordnen, was wiederum gut ist, um die eigenen Emotionen unter Kontrolle zu bekommen. Wenn Sie mit Ihren Emotionen klarkommen, was das Schwierigste ist, dann können Sie zukunftsorientierte Schritte einleiten, die Ihnen zuträglich sind. Es ist weise, keine der dreizehn Weisheitsdimensionen und Weisheitskompetenzen außer Acht zu lassen. Zusammengefasst geht es darum, eine umfassende Problemlösungskompetenz zu erlangen.

Diese wird benötigt, um herausfordernde Momente im Leben wie Heirat, Geburt eines Kindes, Kündigung, Krankheit und Tod zu bewältigen. Sie wird aber auch im Alltag benötigt, wie das folgende Beispiel mit dem Orangensaft zeigt.

Beispiel

Ohne dass wir uns dessen bewusst sind, rekapitulieren wir beim Einkauf von Orangensaft, was wir wissen. Wir ertragen die Ungewissheit, nicht zu wissen, ob in beiden Kartons überhaupt unterschiedlicher Saft ist. Wir wägen Werte gegeneinander ab, z. B. Geld gegen Gesundheit, und überlegen, was langfristig daraus folgen kann, wenn wir den teuren oder billigen Saft kaufen. Wir bedenken auch die aktuelle Situation: Wir fragen uns, für wen der Saft bestimmt ist und wie viel Geld wir gerade im Portemonnaie haben. Wir ärgern uns möglicherweise, dass der Partner auf dem teuren Saft besteht, obwohl wir selbst das für rausgeworfenes Geld halten. Trotzdem folgen wir dem Wunsch des Partners und geben ihm liebevoll zu verstehen, dass wir selbstverständlich alles für ihn tun und beispielsweise sogar dazu bereit sind, einen Euro mehr für Orangensaft auszugeben.

Weisheit ist also eine Kompetenz, die jeder Mensch hat, so, wie auch jeder Mensch über soziale Kompetenz und Selbstsicherheit verfügt. Bei manchen Menschen ist die soziale Kompetenz allerdings stärker ausgeprägt, bei anderen dagegen schwächer. Wie psychologische Studien zeigen, kann soziale Kompetenz jedoch aufgebaut und trainiert werden. Genauso ist es mit den Weisheitskompetenzen. Menschen, die in schwierigen Problemen feststecken, sollten sich also darum bemühen, ihre Weisheitskompetenzen zu aktivieren und ggfs. zu verbessern. Wer merkt, dass er bei anderen Menschen aneckt, sollte überlegen, seine soziale Kompetenz zu verbessern. Wer sich von Problemen nicht mehr freimachen kann, sollte an seinen Weisheitskompetenzen arbeiten.

Die Ergebnisse der Weisheitsforschung liefern hierzu auch noch einige interessante Informationen: Weisheit ist für das eigene Wohlbefinden und die Lebenszufriedenheit wichtiger als Geld und Sozialstatus. Im Durchschnitt nimmt die Weisheit im Alter geringfügig zu, leider aber nicht zwingend. Es gibt junge Menschen mit stark ausgeprägten Weisheitskompetenzen und alte Menschen, die „kein bisschen weise“ geworden sind, wie es in einem alten Schlager besungen wird. Tröstlich zu wissen ist auch, dass Weisheit nichts mit formaler Schulbildung zu tun hat. Es kann also Professoren geben, die „weisheits-dumm“ sind, während die Großmutter, die vielleicht nur über eine niedrige Schulbildung verfügt, in höchstem Grad weise sein kann. Es besteht also Hoffnung für jedermann.

7 Was können Angehörige von Menschen tun, die in Verbitterung verharren?

Wir haben oben ausführlich beschrieben, dass Verbitterung mit Zynismus, Rückzug, Aggression und auch Bissigkeit gegen die Umwelt einhergehen kann. Darunter haben oft Angehörige, Freunde, Familienmitglieder oder Partner verbitterter Menschen zu leiden. Verbitterung ist also eine Emotion mit erheblichen sozialen Auswirkungen.

Die veränderte gekränkte Stimmung des Betroffenen und die Zurückweisung wohlwollend gemeinter Hilfsangebote ist für das soziale Umfeld verbitterter Menschen teilweise genauso schlimm wie für den unmittelbar Betroffenen selbst. Die Angehörigen, Freunde, nahen Bekannten oder langjährig vertrauten Arbeitskollegen sind meist auch diejenigen, die das Ausmaß des Dramas und das dysfunktionale Verhalten der Betroffenen in ganzer Schärfe sehen. Sie wollen helfen und werden zurückgewiesen. Häufig suchen sogar zunächst die Angehörigen oder Freunde von verbitterten Menschen professionelle Hilfe und Rat und nicht die Betroffenen selbst, die sich stattdessen eher zurückziehen und vor ihren Mitmenschen verschließen.

Viele Angehörige haben das Bedürfnis, die Situation zu ändern, und versuchen daher, mit dem Betroffenen zu reden. Dies führt häufig zu zusätzlichen Missverständnissen. Der häufig ausgesprochene Rat, das Geschehene doch auf sich beruhen zu lassen, wird von vielen Betroffenen so verstanden, als könnte die Umwelt nicht begreifen, was Schlimmes vorgefallen ist. Manchmal unterstellen Betroffene ihren Angehörigen sogar, sich mit der Person, die ihnen Unrecht getan hat, zu verbünden. Angehörigen und Freunden wird also schnell klar, dass sich das Problem nicht einfach „wegdiskutieren" lässt und sie mit ihrer eigenen Expertise schnell an ihre Grenzen stoßen. Die Folge kann dann sein, dass sie selbst mit „Reaktanz" reagieren, unter dem Motto: „Wenn du dir nicht helfen lassen willst, dann rutsch mir doch den Buckel runter und mach was du willst". Eine solche Reaktion nehmen Betroffene dann wiederum als eine Bestätigung ihrer Wahrnehmung, alleine dazustehen, wahr.

Was kann Ihnen als Angehörigem also geraten werden? Auch hier möchten wir auf die oben beschriebenen Weisheitskompetenzen verweisen (vgl. Kapitel 6). Ein Perspektivwechsel und emotionale Empathie können helfen, den schlimmen Zustand eines Betroffenen zu verstehen. Werterelativismus kann begreiflich machen, was den Betroffenen so umgeworfen hat: Es ging eben nicht um eine äußerliche Bagatelle, sondern das ganze Selbst- und Weltverständnis des Betroffenen wurde in Frage gestellt. Selbstrelativierung kann Ihnen helfen, zu akzeptieren, dass Sie gar nichts an der Situation ändern können, sondern dass Sie nur weiterhin zum Betroffenen stehen können und ihn nicht alleinlassen sollten, auch dann nicht, wenn er Sie in seiner Verbissenheit beleidigt, zurückweist oder angreift. Wenn Sie das schaffen, verdienen Sie jeden Respekt! Häufig zeigt sich, dass Eltern von verbitterten Menschen es schaffen, weiterhin zu der Person zu stehen, die Partner und Kinder verbitterter Menschen haben diese Kraft schon seltener, und Freunde ziehen sich meist sehr schnell aus der Beziehung zurück. Aushalten und weiterhin beim Betroffenen zu bleiben, ist also der erste Schritt.

Im zweiten Schritt sollten Sie Verständnis signalisieren, statt zu diskutieren. Diskussionen führen erfahrungsgemäß zu nichts. Sie sollten versuchen, nicht ungeduldig zu werden, wenn Sie die gleichen Argumente und Einlassungen immer wieder hören. Auch dies kann zur Entschärfung beitragen. Ein Perspektivwechsel wie im Kapitel 6 beschrieben, wird es Ihnen ermöglichen, dem Betroffenen zuzuhören und ihm mitzuteilen, dass Sie ihn verstehen, dass Sie nachvollziehen können, was ihn antreibt. Dazu müssen Sie nicht seiner Meinung sein.

Beispiel

Wenn z.B. Kinder mit fester Überzeugung vortragen, dass jemand, der Fleisch isst, die Umwelt zerstört, dann kann ein Vater dies nachvollziehen, er kann ihnen auch mitteilen, dass er dies für ein sehr überlegenswertes Argument hält und dass er sie in ihrem Anliegen unterstützen möchte. Er darf dann aber trotzdem weiterhin seinen Grill anwerfen.

Verbitterung tut weh. Das lässt sich auch von außen wahrnehmen: Jemand, der glücklich und zufrieden ist, sieht anders aus als ein verbitterter Mensch. Im dritten Schritt ist daher Mitgefühl mit dem Leiden des Betroffenen angesagt. Fühlen Sie mit dem Betroffenen mit, fragen Sie ihn durchaus auch einmal, ob Sie nicht etwas tun können, um sein Elend etwas zu bessern. Wem

Schlimmes widerfahren ist, der verdient nicht, dass es ihm auch noch so schlecht geht. Wo Betroffene und Angehörige sich professionelle Hilfe holen können, erfahren Sie im Kapitel 8.

8 Wann ist eine Psychotherapie sinnvoll und wie findet man einen Psychotherapeuten?

Schaffen es Menschen mit einer Verbitterung nicht, selbstständig aus ihrer Verbitterung herauszukommen, kann eine Psychotherapie hilfreich sein. Im Folgenden wird geschildert, nach welchen Prinzipien Psychotherapeuten Betroffenen helfen, sich von ihrer Verbitterung freizumachen.

8.1 Der Weg zum Psychotherapeuten

Psychotherapeuten sind Ärzte oder Psychologen mit einer Zusatzausbildung in Psychotherapie. Um eine Psychotherapie machen zu können, ist es notwendig, einen freien Therapieplatz bei einem Psychotherapeuten zu finden. Das ist nicht immer ganz leicht, da viele Psychotherapeuten voll ausgelastet sind und daher zeitnah keine freien Therapieplätze anbieten können.

Psychotherapie ist eine Behandlungsmethode, die von den Krankenkassen bezahlt wird. Die Krankenkassen sichern zugleich auch die Qualität von Psychotherapie, indem sie die Ausbildung von Psychotherapeuten überprüfen und am Therapiebeginn einen Fallbericht zum Patienten vom Therapeuten anfordern. Dieser Fallbericht (Psychotherapie-Antrag) wird durch andere Psychotherapeuten (Gutachter) geprüft. Wenn ein Psychotherapie-Antrag vom Gutachter der Krankenkasse akzeptiert wird, dann übernimmt die Krankenkasse die Kosten der psychotherapeutischen Behandlung. Es wäre also nicht sinnvoll, sich zur Behandlung in die Hände von Menschen zu begeben, die nicht durch eine Krankenkasse vergütet werden.

Obwohl es möglich ist, sich auch direkt an einen Psychotherapeuten zu wenden, geht der Weg zum Psychotherapeuten meist zunächst über den Hausarzt oder einen anderen niedergelassenen Facharzt. Sowohl Hausärzte als auch insbesondere Psychiater haben viel Erfahrung mit Menschen, die unter psychischen Störungen leiden. Sie verfügen diesbezüglich über eine spezielle Ausbildung. Der Hausarzt wird also zunächst einmal prüfen, wie sich das vom Patienten geschilderte Problem aus fachlicher Perspektive darstellt. Geht es tatsächlich um Verbitterung oder vielleicht um eine Depression oder evtl. um eine andere Störung? Je nach vorhandener Störung können unterschiedliche Interventionen sinnvoll sein.

Sollte eine Psychotherapie angezeigt sein, kann Ihr Hausarzt Sie meist auch darüber informieren, welche Psychotherapeuten in der näheren Umgebung tätig sind. Eine Psychotherapiepraxis sollte nicht zu weit entfernt liegen, da es teilweise notwendig sein kann, über ein Jahr hinweg einmal wöchentlich den Therapeuten aufzusuchen. Ein Hausarzt kann in der Regel auch gut einschätzen, welcher Psychotherapeut für die vorliegende Problematik besonders kompetent ist, und eine entsprechende Empfehlung aussprechen.

Eine Einbindung des Hausarztes in die Behandlung hat auch noch den Vorteil, dass der Patient in einer Krisensituation schnell Kontakt mit ihm aufnehmen kann. Psychotherapeuten sind dagegen häufig kurzfristig nicht erreichbar, da sie eine Therapiesitzung mit einem anderen Patienten nicht unterbrechen können, um beispielsweise einen Telefonanruf entgegenzunehmen. Auch in Bezug auf eine etwaig notwendige Langzeitbetreuung hat die Einbindung des Hausarztes einen Vorteil. Krankenkassen können nur ein begrenztes Stundenkontingent für die Psychotherapie bewilligen (Richtlinienpsychotherapie). Manchmal kann es aber erforderlich sein, dass ein Patient noch eine weitergehende therapeutische Unterstützung und Begleitung erhält. Diese kann dann im Rahmen der *supportiv-psychotherapeutischen Betreuung* oder *psychosomatischen Grundversorgung* durch den Hausarzt oder andere niedergelassene Fachärzte erfolgen.

Wenn der Hausarzt also festgestellt hat, dass bei einem Patienten eine behandlungsbedürftige Verbitterungsproblematik vorliegt, kann er eine Empfehlung aussprechen, welcher Psychotherapeut aufgesucht werden sollte. Gegebenenfalls kann er sogar direkt Kontakt mit einem Psychotherapeuten aufnehmen, was evtl. hilft, schneller einen Therapieplatz zu finden. Zudem kann der Hausarzt den *Konsiliarbericht* ausfertigen, der für den Antrag auf Kostenübernahme durch die Krankenkasse mit beim Gutachter der Krankenkasse eingereicht werden muss.

8.2 Wie läuft eine Psychotherapie ab?

Im Gespräch mit dem Patienten versucht der Psychotherapeut,
a) zunächst das Problem im Detail zu analysieren,
b) herauszuarbeiten, was für den Patienten besonders schlimm war,
c) gemeinsam mit dem Patienten zu überlegen, was zu tun ist, um die Problematik zu klären,
d) nachzuspüren, was den Patienten daran hindert, das Problem anzugehen,
e) zu beleuchten, welche früheren Erfahrungen des Patienten bei der Entstehung und Aufrechterhaltung des Problems von Bedeutung sind,
f) zu erproben, wie der Patient für sich neue Perspektiven erarbeiten und mit der Vergangenheit abschließen kann,
g) neue Problemlösekompetenzen zu entwickeln und zu trainieren.

Für jeden einzelnen Patienten erarbeitet der Therapeut ein Behandlungskonzept, welches auf dessen Probleme abgestimmt ist. Interventionstechniken, die in einer Psychotherapie dann zur Anwendung kommen, beruhen auf wissenschaftlich untersuchten Vorgehensweisen. Es gibt mehrere Psychotherapieformen, die von der Krankenkasse bezahlt werden: Verhaltenstherapie, Psychodynamische Psychotherapie und Systemische Psychotherapie.

Eine dieser wissenschaftlich getesteten psychotherapeutischen Methoden zur Überwindung von Verbitterung ist die *Weisheitstherapie*. Entwickelt wurde sie zur Behandlung der sogenannten *Posttraumatischen Verbitterungsstörung,* d.h. einer ausgeprägten krankheitswertigen Verbitterung. Die dabei zur Anwendung kommenden Therapieprinzipien können auch helfen, sich von alltäglichem, also noch nicht klinisch ausgeprägtem Verbitterungserleben zu befreien. Wie der Name bereits impliziert, handelt es sich um eine Therapieform, mit der Weisheitskompetenzen ausgebaut und trainiert werden sollen, um der Verbitterung entgegenzuwirken (vgl. Kapitel 6 in diesem Ratgeber). Hierbei geht es nicht darum, unzählige Weisheiten aus aller Welt zu diskutieren, sondern die Fähigkeit zur Lösung komplexer Probleme zu verbessern. Ziel ist es, Betroffenen dadurch Möglichkeiten aufzuzeigen, wie sie aus ihrer belastenden Lebenssituation wieder herauskommen. Es geht auch darum, eine Verbesserung der Symptomatik zu erreichen, den Leidensdruck der Betroffenen zu verringern und sie zu befähigen, zukünftig besser mit Widrigkeiten des Lebens umgehen zu können.

Anhang

Weiterführende Literatur

Boerner, M. (2011). *30 Minuten für die Auflösung von Ärger und Frustration*. Offenbach: Gabal.

Bonelli, R.M. (2014). Verbitterung und Vergebung. In M. Utsch, R.M. Bonelli & S. Pfeifer (Hrsg.), *Psychotherapie und Spiritualität* (S. 203–209). Berlin: Springer.

Frankl, V. (2017). *Wer ein Warum zu leben hat*. Weinheim: Beltz.

Grönemeyer, D. (2016). *Wir: Vom Mut zum Miteinander – Ein Manifest*. Salzburg: Ecowin.

Hautzinger, M. (2018). *Ratgeber Depression: Informationen für Betroffene und Angehörige*. Göttingen: Hogrefe. https://doi.org/10.1026/02860-000

Kaletzta, H. & Fösges, M. (2018). Heilung mit Ho'oponopono: Lieben – vergeben – gesund werden und bleiben. Darmstadt: Schirner.

Linden, M. (2017). *Verbitterung und Posttraumatische Verbitterungsstörung* (Fortschritte der Psychotherapie). Göttingen: Hogrefe. https://doi.org/10.1026/02822-000

Linden, M. & Engelbrecht, S. (2018). *Lass los! Es reicht – Wege aus der Verbitterung*. Salzburg: Ecowin.

Linden, M. & Maercker, A. (2011). *Embitterment: Societal, psychological, and clinical perspectives*. Berlin: Springer. https://doi.org/10.1007/978-3-211-99741-3

Linden, M. & Rutkowski, K. (2013). *Hurting memories and beneficial forgetting: Posttraumatic stress disorders, biographical developments, and social conflicts*. Oxford: Newnes.

Neff, K. (2014). *Selbstmitgefühl, Schritt für Schritt*. Freiburg: Arbor.

Pfeifer, S. (2015). *Weisheit als Ressource in der Psychotherapie: Ein Überblick*. Berlin: Springer. https://doi.org/10.1007/978-3-658-09583-3

Thich Nhat Hanh (2017). *Einfach versöhnen*. München: O.W. Barth.

Wardetzki, B. (2012). *Nimm's bitte nicht persönlich. Der gelassene Umgang mit Kränkungen*. München: Kösel.

Wolf, D. (2018). *Ab heute kränkt mich niemand mehr*. München: PAL Verlag.

Znoj, H. (2021). *Ratgeber Trauer: Informationen für Betroffene und Angehörige* (4., überarb. Aufl.). Göttingen: Hogrefe.

Wichtige Adressen

Telefonseelsorge

www.telefonseelsorge.de

Kostenlose Rufnummern: 0800/1110111; 0800/1110222 oder 116 123

Kontaktaufnahme per Mail und Chat unter online.telefonseelsorge.de

Therapeutensuche

https://www.deutschepsychotherapeutenvereinigung.de/nc/patienten/psychotherapeutensuche/

https://www.bptk.de/service/therapeutensuche

Arbeitsblatt

Arbeitsblatt: Verbitterungs-Checkliste **1**

Jeder Mensch kennt Verbitterung, jeder hat diese Emotion schon einmal mehr oder weniger intensiv erlebt. Sind Sie (oder eine Person, die Sie kennen) verbittert?

In der zurückliegenden Zeit hatte ich ein einschneidendes Lebensereignis zu verkraften,	**stimmt nicht**	**stimmt etwas**	**stimmt sehr**
... das mich äußerst gekränkt oder verbittert hat.	0	1	2
... das aus meiner Sicht äußerst ungerecht oder nicht fair war.	0	1	2
... zu dem sich mir immer wieder belastende Erinnerungen aufdrängen.	0	1	2
... das mich heftig aufregt, wenn ich daran erinnert werde.	0	1	2
... bei dem es immer noch eine offene Rechnung gibt und ich auf eine Wiedergutmachung oder Vergeltung warte.	0	1	2
... wegen dessen ich mir selbst Vorwürfe mache und ärgerlich auf mich selbst bin.	0	1	2
... weswegen ich bestimmte Orte oder Personen meide, um nicht daran erinnert zu werden.	0	1	2
... wodurch sich meine psychische Befindlichkeit deutlich und nachhaltig verändert hat.	0	1	2
... das dazu geführt hat, dass ich meinen beruflichen und/oder familiären Aktivitäten nicht mehr wie früher nachgehe.	0	1	2